U0325647

提升颜值的必修课

王宝玺 闫言 主编

中国协和医科大学出版社

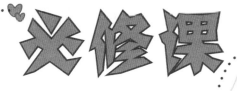

图书在版编目（CIP）数据

提升颜值的必修课／王宝玺，闫言主编.—北京：中国协和医科大学出版社，2019.11

ISBN 978-7-5679-1365-3

Ⅰ．①提…　Ⅱ．①王…　②闫…　Ⅲ．①皮肤－美容术

Ⅳ．①R625②R751

中国版本图书馆CIP数据核字（2019）第219717号

提升颜值的必修课

主　　编：王宝玺　闫　言
责任编辑：李亚楠

出版发行　中国协和医科大学出版社
　　　　　（北京东单三条九号　邮编100730　电话65260431）
网　　址：www.pumcp.com
经　　销：新华书店总店北京发行所
印　　刷：北京朝阳印刷厂有限责任公司

开　　本：889×1194　　1/32
印　　张：4.375
字　　数：95千字
版　　次：2019年11月第1版
印　　次：2019年11月第1次印刷
定　　价：46.00元

ISBN 978-7-5679-1365-3

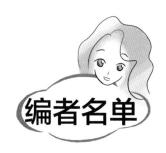

编者名单

主　编　王宝玺　闫　言

编者名单　（按姓氏笔画排序）

　　　　　吕嘉琪　向以魁　李　莉　张晓峰

　　　　　苑　辰　赵惠娟

插　图　汪悦然　王若珺

主编简介

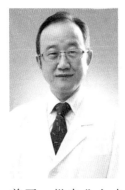

王宝玺，皮肤科教授，博士生导师。1987年毕业于中国协和医科大学，后留北京协和医院皮肤科工作，1999年任皮肤科主任，期间在北卡罗来纳大学教堂山分校皮肤科进修。2007～2015年任中国医学科学院皮肤病医院（研究所）院所长。2015年至今任中国医学科学院整形外科医院党委书记。

一直从事皮肤科医疗教研工作，培养了一批专业人才。国内外发表论文210余篇（包括Science、JID、BJD等）。获得国家"二类新药"证书2本，国家教育部科研二等奖、教育部自然科学一等奖及国家自然科学二等奖。主持多项国家科技部重大专项、卫生部公益性行业基金、国家自然科学基金资助项目等课题。

担任《国际皮肤科杂志》总编、《中华皮肤科杂志》副总编、《J Invest Dermatol》编委等，曾任中国医师协会皮肤科分会会长，中国性病艾滋病协会副会长、中华医学会皮肤性病学分会副主任委员，现任中国整形美容协会皮肤美容分会会长、北京医师协会皮肤科专业委员会主任委员等。曾获得"卫生部先进个人""卫生部突出贡献中青年专家""政府特殊津贴专家"等。

多年来王宝玺教授一直致力于向大众传播皮肤保护及皮肤病防治知识科普宣传教育，担任CCTV《健康之路》护肤专家，新浪微博认证皮肤科大V，人民网人民好医生，腾讯网《大咖会客室》主讲老师等。

主编简介

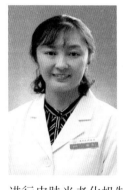

　　闫　言，医学博上，皮肤科副教授，硕士研究生导师。2006年毕业于中国协和医科大学皮肤性病学专业，获医学博士学位。毕业后留北京协和医院皮肤科工作，期间2012～2013年于日本久留米大学皮肤细胞生物学研究所进行博士后研究。2015年5月开始任中国医学科学院整形外科医院皮肤科主任，期间2015～2016年赴美国密西根大学医学院皮肤科学系作为访问学者进行皮肤光老化机制研究。

　　在临床方面，擅长痤疮、黄褐斑、玫瑰痤疮等面部损容性皮肤病诊治及面部年轻化治疗，多年的临床经验及诊治水平在广大患者中获得好评。在基础研究方面，致力于皮肤光损伤机制及防护研究，曾主持北京协和医院青年科研基金、国家自然青年科学基金、日本九州大学医学部国际研究助成基金、国家人力资源和社会保障部留学归国人员项目启动基金、美国米尔斯坦亚美医学基金会皮肤科奖学金项目及中华医学会欧莱雅健康皮肤项目等多项科研项目。已发表论文30余篇，SCI论文10余篇。担任中国整形美容协会皮肤美容分会第一届常委会秘书长，中国医师协会皮肤科医师分会皮肤美容专业委员会秘书，中国医师协会皮肤科医师分会皮肤激光和物理治疗专业委员会委员等协会兼职。2008年曾获北京协和医院特殊贡献奖。

　　在科普宣传方面，闫言主任致力于为广大群众宣传正确的护肤理念，担任TV120彤爱健康、有来医生、整好名医等科普平台专家，"六妈罗罗"公众号的特约作者。

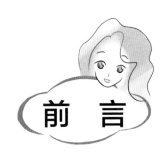

前　言

　　向患者宣教疾病预防和正确医疗护理知识是一名合格的皮肤科医生每天都要进行的工作。从1984年进入协和医院读研究生并担任住院医师，至今三十多年来，我一直在从事皮肤病的医疗、教学、科研和防治工作，无论在北京协和医院逐渐学会当一名合格的皮肤科医生，还是调任中国医学科学院皮肤病医院和整形外科医院工作，从来没有中断过皮肤科临床工作，从来没有远离我的病友。日复一日，看到患者从饱受皮肤病折磨，到疾病得到控制、逐渐痊愈的过程，内心充满欣慰和满足。

　　从事这项工作时间越久，越发觉得应该多做些科普工作回馈社会，让更多人学会科学合理地对待皮肤疾病以及健康护肤。记得在十多年前，在门诊上见到很多小孩子患了疥疮，仔细询问孩子的家长，多数人家中都有外请保姆带孩子现象，这种疾病在治疗时需要全家密切接触人员同时治疗才能避免交叉感染，为此我们在《健康报》上发表了一篇名为《疥疮的防治》科普文章，后来很多病人拿着报纸来医院门诊，感谢我们告诉了大家如何才能彻底治好疥疮。

　　来到中国医学科学院整形外科医院工作后，接触到大量的患者，是因为听信商家虚假宣传或网络不实信息，而进行不当护肤造成皮肤损害。而且涉及面部的损容性皮肤疾病在门诊上越来越多了，我感到撰写一本介绍正确护肤和常见皮肤疾病防治的科普书籍迫在眉睫。同时，整形外科医院皮肤科团队的医生们在工作

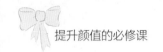

中也撰写了大量科普文章，涉及皮肤病及美容的方方面面。是时候将大家多年积累的科普资源组织梳理，形成一本面向大众的科普书籍。

为了能在短时间内尽量清楚地讲明白问题，本书先从皮肤的结构说起，用通俗简明的叙述方式介绍健康皮肤及毛发的正确护理。在微博上进行咨询的网友患者，相当大一部分是面部的皮肤病，我每天都会利用上下班坐地铁的时间回复患者咨询，但由于私信太多，经常无法一一回复。因此，在第二部分中我们总结了常见的损容性皮肤疾病的相关问题，这些也是患者咨询最多的，容易被误导的。由于我所工作的医院是以整形美容外科见长的三甲专科医院，患者绝大多数是身体健康的求美者。爱美之心，人皆有之。但看到很多因美容而"毁容"的患者，千里迢迢来院求治，非常心痛。在第三部分从专业角度讲解皮肤科常见药物和美容技术，以期增长大家的知识，避免进入误区。选择有资质的医疗美容（医美）机构进行医疗美容治疗，达到健康肌肤、美丽容颜的目的。

本书力求文字简洁，语言通俗，适合普通大众及医美爱好者阅读。但因疾病复杂性及个人病情不同，切不可将书中内容作为自行治病用药的依据，患皮肤疾病的朋友应到正规医疗机构皮肤科就诊。

在本书成文及出版过程中，感谢汪悦然、王若珺插图。

最后，衷心祝愿大家拥有高颜值，拥抱健康幸福人生。

王宝玺

2019年7月

目录

第一讲 提高颜值第一步
——科学保养你的皮肤

讲解皮肤结构、皮肤类型等基础知识。介绍各种类型皮肤如何保养，护肤品、防晒霜的选择与使用，合理使用面膜护肤，如何科学地美白与抗衰老，辟谣"珍珠粉能美白""口服胶原蛋白能抗衰老"，讲解头发的护理以及染发剂使用等皮肤保健常识。

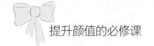

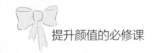

第二讲 踢开美颜路上的绊脚石
——积极预防治疗损容性皮肤病

讲解面部色斑如雀斑、黄褐斑、老年斑等，青春痘、脂肪粒、白癜风、脱发、头皮屑、湿疹、妊娠纹、痣、瘊子、瘊子、脚气等常见损容性皮肤病如何防治。

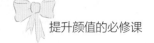

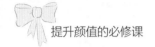

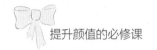

第三讲　美肤升级
——应用药物与医疗技术打造完美肌肤

讲解分为两个部分：皮肤科所用的治疗药物和治疗技术。

治疗药物篇

介绍皮肤科常用的药物包括：激素类药物、抗过敏药、维A酸类药物、维生素类药物、抗生素类药物等，这些药物如何应用于各类皮肤病、如何避免或减少药物副作用等。

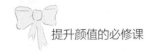

治疗技术篇

　　介绍皮肤科常用治疗技术，包括冷冻治疗各种皮肤疣，光动力治疗痤疮、瘢痕等，果酸换肤、水光针、光子嫩肤等在医学皮肤美容方面的应用，射频微针治疗腋臭，激光脱毛，激光祛斑，激光治疗痘坑，激光改善毛孔粗大、妊娠纹，超声治疗改善皮肤松弛，瘦脸针，除皱针，玻尿酸填充等。

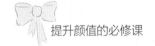

第一讲

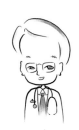

提高颜值第一步
——科学保养你的皮肤

讲解皮肤结构、皮肤类型等基础知识。介绍各种类型皮肤如何保养，护肤品、防晒霜的选择与使用，合理使用面膜护肤，如何科学地美白与抗衰老，辟谣"珍珠粉能美白""口服胶原蛋白能抗衰老"，讲解头发的护理以及染发剂使用等皮肤保健常识。

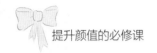

皮肤的厚薄

我们的皮肤有多厚？

我们的皮肤厚度范围很广，一般皮肤厚度为 0.5 ～ 4mm。皮肤由表皮、真皮和皮下组织组成，这里所说的厚度不包括皮下脂肪组织。不同部位表皮的厚度悬殊较大，手掌、足跖摩擦受压部位可达 0.8 ～ 1.4mm，而肘窝、腋下等处仅 0.3mm，眼睑的表皮厚度则小于 0.1mm。不同部位皮肤全层的厚度差别也很大，如躯干背部、臀部和四肢伸侧部位的皮肤较厚，眼睑、耳后、屈侧部位的皮肤较薄。成人皮肤比新生儿的厚 2 ～ 4 倍，男性比女性皮肤厚。

皮肤薄是病吗？

不同人身上相同部位的皮肤厚度也不尽相同。就面部而言，有的人皮肤偏薄，在受到外界刺激的时候，会更容易观察到面部红斑及毛细血管扩张，并且在使用一些含酒精等刺激成分的护肤产品时更容易出现刺痛、灼烧等不能耐受的情况，或是在进行果酸换肤、激光等有一定刺激的美容治疗时更容易出现不适感及红斑。而皮肤偏厚的人群则更容易耐受这些治疗。但这也并不是说皮肤薄就是病态的，随着年龄的增长，皮肤逐渐老化，真皮内胶原会减少，我们所有人的皮肤都在变得越来越薄，但只要厚度在正常范围内就是正常的。

薄皮肤的你该怎么保养呢？

对于皮肤相对薄的朋友，需要在平日的皮肤护理中更加关注所选护肤产品的安全性及刺激性。日常保养应尽量选择温和不刺激的护肤产品，以滋润、保护为主，避免选择洗脸仪等过强的清洁方式。在选择医美（医疗美容）治疗方面，需要多加注意，也相应要适当减少医美治疗，甚至避免不能耐受的治疗方法。

厚皮肤又需注意哪些问题？

对于皮肤相对厚一些的朋友，在护理产品的选择方面则更宽泛，平日护理上需要注意的是：皮肤清洁要做到位，以减少皮肤表面废物的堆积，从而避免痤疮、脂溢性皮炎等相关皮肤疾病的发生。

皮肤的结构

我们的皮肤多久更新一次？

人体皮肤终身处在不断更新过程中，表皮在基底层存在一种具有再生能力的细胞（称作基底细胞），这种细胞不断增生分化出皮肤的主要结构细胞——角质形成细胞，这种细胞向上不断增生分化，达到角质层时细胞核消失，细胞停止生长，形成充满角质成分的结构——角质层，这是皮肤最外层的保护层。皮肤的表皮从基底层到达角质层需要14天，角质层脱落还需要14天。也就是说，我们的皮肤每28天（一个月）自然更换一次，只不过正常情况下脱落的角质层非常少、非常细小，我们常常感觉不出来。

去角质产品可促进皮肤的新陈代谢

我们日常生活中看到的具有去角质功能的磨砂洁面产品可

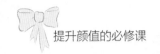

以加速老化的角质层脱落，适度使用可以加速表皮新陈代谢，使皮肤变得光滑细腻。但过度使用去角质产品，会使新生的角质层得不到修复，就会破坏皮肤屏障功能使皮肤更加敏感。所以去角质的磨砂洁面产品每 1 ～ 2 周使用一次即可。

皮肤不仅仅是面子，更是保护机体的一道城墙

我们的皮肤具有"砖墙结构"，是指皮肤的表皮中角质形成细胞和周围的脂质基质组成致密的多层结构，角质形成细胞相互层叠堆积，组成"砖墙"的"砖石"，脂质基质犹如"砖墙"之间的"水泥"，分布于细胞间。"砖墙"的表面覆盖有含脂质成分的皮脂膜，犹如"砖墙"的"墙皮"。

皮肤的"砖墙结构"形成屏障功能，能够保护机体防御来自外界环境的损伤，还可以防止水分、电解质等营养成分的丢失。正常皮肤表面偏酸性，pH 值为 5.5 ～ 7.0，最低可到 4.0，最高可到 9.6。

砖 墙 结 构

皮肤的"砖墙结构"形成屏障功能，可以抵御外界损伤：

（1）摩擦、挤压、牵拉、冲撞等物理损伤。

（2）弱酸、弱碱性化学损伤。

（3）有害细菌等微生物损伤。

什么是皮肤的皮脂膜？

皮脂膜可以认为是皮肤表面的生态微环境，它不是一张能看得见摸得着的"膜"，而是由水分、脂质、蛋白质等组成的平衡体，存在于皮肤的角质层内，如同一张保护膜交织平铺在皮肤表面，是皮肤的天然屏障；因为它主管水、脂平衡，所以叫皮脂膜。

皮肤的皮脂膜受年龄、气候、外界环境等因素影响，过度清洁与过度医美也会破坏皮肤的皮脂膜。日常我们使用的润肤剂会帮助皮肤修复皮脂膜，例如，老年人皮脂膜中的胆固醇下降会引起皮肤干燥、瘙痒，加强使用润肤剂，尤其是添加具有皮肤屏障修复功能的润肤剂，会明显改善皮肤干燥、瘙痒症状。

天然保湿因子：使你的皮肤呈现水润状态

天然保湿因子（Natural Moisturizing Factor，NMF）存在于人体表皮层中，是蛋白质-丝聚合蛋白（Filaggrin）在角质层的角质形成细胞内崩解而产生的亲水性吸湿物质。天然保湿因子由氨基酸、L-吡咯烷酮羧酸钠（PCA-Na）等多种成分所构成。天然保湿因子在角质层中与水结合，并通过调节、贮存水分达到保持角质细胞间含水量的作用，使皮肤自然呈现水润状态。

过度清洁会破坏皮肤的天然保湿因子，使皮肤更加干燥或出现"外油内干"等状况。目前许多护肤产品中添加了仿生的天然保湿因子，使护肤产品更接近于人体正常皮肤状态，帮助皮肤恢复水油平衡、锁住水分。

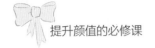

皮肤的类型

一分钟辨别你的皮肤类型

通常根据水-油平衡情况和对外界刺激的反应敏感程度将皮肤分为：中性皮肤、干性皮肤、油性皮肤、混合性皮肤、敏感性皮肤等。您可以通过纸巾拭擦法大致了解自己的皮肤类型。具体方法：在早晨起床后，不要洗脸，取一软干纸巾（1cm×5cm大小），轻压鼻翼两旁、额部、颊部，然后观察纸巾，纸巾上有透明点，每平方厘米在2点以上、5点以下为中性皮肤。超过5点为油性皮肤，少于2点为干性皮肤。混合性皮肤指面部同时存在两种不同的肤质。以上提到的皮肤类型可以随着年龄、环境等发生变化。

中性、干性、油性、混合性皮肤保养时需注意些什么？

日常护理时，不同类型的皮肤需要注意的不尽相同。

- ✿ **中性皮肤**：需注意水油平衡，正常清洁。
- ✿ **干性皮肤**：应更注意保湿，避免过度清洁。
- ✿ **油性皮肤**：注意控油及清洁。
- ✿ **混合性皮肤**：需要根据情况将面部分区管理，兼顾干性及油性皮肤的需求。

什么是敏感性皮肤？

敏感性皮肤是指在遇到外界各种刺激（如日光、冷热或使用各种化妆品）后局部皮肤出现各种不适甚至红斑、丘疹、风团等过敏性症状。敏感性皮肤可以出现在上述四种肤质的任何一种中，部分人采用化妆品斑贴试验显示阳性。敏感性皮肤的朋友，在日常护理时应慎重选择护肤产品，应选择配方成分较简单、温和，生产工艺严格的产品。在使用没用过的护肤品时，需注意先局部试用（通常选择手腕或耳后区域），如果没有不良的皮肤刺激反应，方可正常使用。

化 妆 品 斑 贴 试 验

化妆品斑贴试验是用于帮助我们判断是否存在对使用的化妆品过敏的有效检测手段，部分三甲医院的皮肤科可进行相关检查。其检查过程是无创的，主要是通过将可疑化妆品进行适当稀释处理，然后用斑试器将其固定于后背部皮肤上，使化妆品成分与背部皮肤充分接触一段时间，一般48小时后揭下胶布通过观察皮肤的外观反应进行结果判断。所以如果大家在日常生活中发现对某种化妆品可疑过敏的时候，记得可以带着使用的化妆品来医院向医生求助，通过专业的检查帮你进行准确的判断。

敏感皮肤大作战

敏感皮肤的朋友往往比较苦恼，自己皮肤不好，想要通过使用护肤品改善，而又因为使用了某些含有特殊成分的"护肤品"引起过敏或产生副作用，进入进退两难的境地。敏感皮肤的朋友可以参考以下几个护理原则：

（1）轻柔洁面：不需过度清洗面部，尤其不需要用磨砂洗面膏。

（2）洁面和护肤品可以选用成分温和的药妆品牌，尽量减

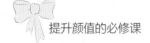

少护肤步骤。

（3）尽量少吃辛辣刺激食物，鱼虾、牛羊肉食物因人而异。

（4）尽量不化彩妆，若化彩妆要及时彻底卸妆。

（5）接受激光、光电、化学换肤等医美项目前请皮肤科医生谨慎评估风险，不盲目进行。

（6）敏感皮肤出现红斑、丘疹、脱屑、瘙痒等症状时，及时到皮肤科就诊，出现这些症状是无法通过药妆护肤品解决的，需正规药物治疗。

清洁皮肤

保护皮肤屏障功能：正确清洁，你做对了吗？

清洁皮肤包括日常洗脸和卸妆，日常洗脸一天两次就足够了，每次洗脸时间以2～3分钟为宜，过度清洗可能会损伤皮肤屏障。如果化彩妆，要及时使用卸妆油或卸妆水彻底卸妆后，进行皮肤清洁。

挑选洗面奶，可没那么简单

怎么挑选洗面奶？这个问题说起来既复杂又简单，因为洁面产品种类繁多，分为很多类型。选择洗面奶有如下几个原则需注意：

❀ **中性皮肤**：如果您的皮肤很健康，选择您喜欢的、使用舒适的洗面奶。

❀ **油性皮肤**：皮肤偏油性的朋友选择泡沫丰富、含皂基、清洁力强的洗面奶。

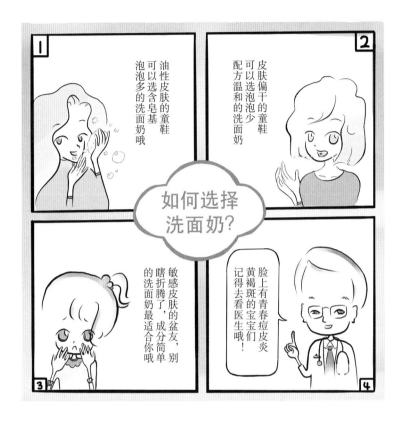

✿ **干性皮肤**：皮肤偏干性的朋友选择泡沫少、配方温和（可选择含氨基酸）的洗面奶。

✿ **敏感皮肤**：敏感皮肤的朋友选择成分较简单的药妆类洗面奶，同时局部试用几次没有刺激反应再全面部应用。

✿ **问题皮肤**：如果您的皮肤有青春痘、面部皮炎、黄褐斑等情况，不应自己随意使用洁面产品。因为洁面产品选择不当，不但清洁效果不好，更会加重皮肤问题，可到医院皮肤科就诊，听从医生的建议后选择洗面奶。

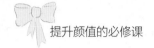

大油皮和小干皮

你是"大油皮"还是"小干皮"？人跟人的差距怎么这么大呢？

出"油"的根源在于皮脂腺，皮脂腺就是我们皮肤的"油田"。皮脂腺出"油"多少跟遗传、生活环境、雄性激素分泌、饮食、免疫状态等有关系。可以说，天生出"油"多的人通常在直系亲属中多人存在油性皮肤、伴随毛孔粗大、多黑头粉刺、容易发生青春痘的问题。油炸食品、甜食均会加重油脂分泌。皮肤干燥除与上述因素相关外，过度清洁、过度医美也会破坏皮肤屏障，造成"小干皮"，甚至使面部皮肤出现扩张的毛细血管。

"大油皮"看这里！！！

"大油皮"的朋友需要注意的可不少。从生活的方方面面都要注意减少油脂分泌以及做好清洁和控油工作。具体而言，需要在饮食方面注意少食油炸食品，并减少甜食的摄入。日常洗护应选择使用清洁能力较强的洗面产品，以及质地清爽的润肤霜。并且要注意作息规律，少熬夜，因为熬夜会使体内激素紊乱而促使皮脂腺分泌更多的油脂。

"小干皮"需重保湿

对于"小干皮"来说，需要将保湿工作放在首位，可适当使用油性较大的滋润型润肤霜，并避免使用磨砂膏或洁面仪等不恰当的洗护产品和用具造成过度清洁，洗面时应选择温和的洁面产品，甚至适当减少洁面次数。

油性皮肤毛孔里挤出的细小白色颗粒，是粉刺吗？挤出来对不对？

通常油性皮肤毛孔中挤出的白色物质为皮脂腺分泌物，由于油性皮肤皮脂腺分泌旺盛，常常有较多油脂分泌。但是这种情况并不建议强行挤出，反复挤压会使毛孔粗大，而且会刺激皮脂腺进一步分泌，久而久之会形成"草莓鼻"。

"大油皮"毛孔中的白色颗粒到底怎么办？

对于鼻部出油较多，毛孔中有较多白色颗粒的情况，正确的改善方法是选择合适的洁面产品进行护理，日常护理可选择具有疏通毛孔及调节油脂分泌的洁肤产品，其中含有水杨酸成分的护肤品是比较推荐的选择。当然也可定期至医院进行水杨酸换肤。日常多食蔬菜水果，少食油腻甜食，作息规律，放松心情可对油脂分泌平衡有帮助。也可适当补充维生素B_6调节皮脂分泌。

当然，对于时间比较久已经形成毛孔粗大及草莓鼻的朋友，想改善毛孔粗大的问题，除了要调整油脂分泌的情况，还需要借助医美手段如激光、微针等技术以获得更满意的改善效果。

论保湿

为什么皮肤需要保湿？

皮肤保湿是一个保护和修复皮肤屏障功能的过程。皮肤保湿可以增加皮肤含水量，帮助皮肤屏障功能恢复，减轻皮肤干燥、脱屑，让粗糙的皮肤变得光滑、柔软。皮肤保湿也可以

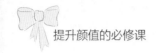

减少外用皮质激素的部分副作用，参与修复受损的皮肤屏障功能。对于一些慢性干燥性皮肤病，皮肤保湿也可起到很重要的辅助治疗作用。

一年四季，你的皮肤保湿做对了吗？

我们日常生活中最常使用到的保湿方式包括：规律使用具有保湿功能的面霜、精华液或喷雾，以及定期敷保湿面膜。因我们面部的含水量及干燥程度会随季节的变化而变化，故随着季节的更替，需要我们进行调整相应护肤产品。通常来讲，尤其是北方地区，秋冬季较夏季空气湿度会明显降低，皮肤会更容易出现干燥脱屑的问题，这时需要选择保湿度更强的霜剂，而夏天天气炎热潮湿，则使用较为清爽的乳液进行保湿即可。冬季我们使用保湿面膜的频率也可较夏季有所提高。

皮肤补水是个伪概念吗？

大家经常将保湿和补水混为一体，其实，二者并不是一回事。顾名思义，补水是增加水分，保湿是保持水分。由于我们的皮肤处于不断蒸发、代谢水分的过程中，皮肤通过表皮"砖墙结构"和皮下组织与内外相通，即使从外面给皮肤加水，水分也很难进入表皮或者停留在表皮中。所以我们能做好的就是保湿，保持皮肤水分，减少其向外界蒸发。通常使用含甘油、凡士林、硅油等成分的保湿剂，这些物质可以覆盖在角质层表面，减少水分蒸发，达到保湿作用。

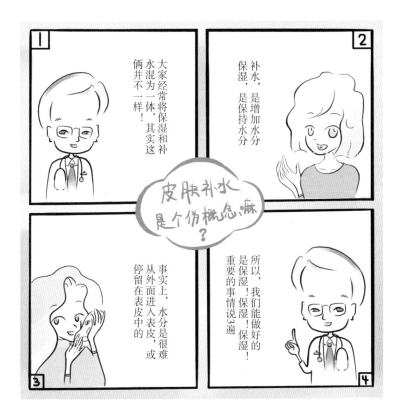

教你选购护肤品

选购护肤品的时候，你是不是还在不断"种草"和"拔草"？

市场上五花八门的护肤品的确令人眼花缭乱、选择困难。下面几个原则也许能给您选择护肤品提供一些思路：

（1）如果您的皮肤健康，选择正规品牌的护肤品，局部试用几天后，如果没有任何不适就可以正常使用了。

（2）如果您的皮肤有青春痘、酒渣鼻、黄褐斑、面部皮炎

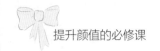

等问题，建议您到皮肤科就诊，医生在给您处方外用药的同时，一般会建议您使用一些药妆类护肤品（医学护肤品），或者直接开出有保湿润肤作用的外用药膏。

（3）如果您正在使用外用药膏治疗面部皮肤问题，一般先用药膏，后用护肤品。

任何护肤品都不可能产生快速"美白、嫩肤、补水"的作用，不要相信化妆品能使皮肤持久年轻化。

"药妆"护肤品是药吗？

药妆品在国外称Cosmeceutical（医学护肤品），近年来传入我国。其实药妆品并不是含特殊功效的药物，可以认为是按照药物标准生产的护肤品。无论药妆品还是医学护肤品都没有被国内的药监局所承认，只在行业中运用此概念。

通常药妆品不含致敏香料而且防腐剂较少，生产工艺比一般化妆品严格，配方比较精简、温和，适用于敏感性皮肤。还有一些药妆品具有某些祛斑、祛痘的功效，所以也有一些人把药妆品叫作功效性护肤品。

皮肤能吸收化妆品中的营养成分，这是真的吗？

正常皮肤不需要特意补充营养，皮肤真皮层和皮下组织会供给皮肤所需营养。皮肤可以通过透皮吸收的方式吸收少量营养物质，但是吸收多少与皮肤水合状态、被吸收物质的理化性质、外界环境等有关，例如大分子物质包括蛋白质和水溶性物质较难被皮肤吸收，皮肤的吸收作用对身体健康的影响微乎其微，医学上从来不推荐利用皮肤的吸收功能来维持身体健康。所以化妆品中的营养成分能否被皮肤吸收是不能一概而论的。

胶原蛋白

关于胶原蛋白的那些"坑"

胶原蛋白是结缔组织主要的结构蛋白，广泛存在于人的皮肤、骨骼、软骨等组织中。真皮中胶原占其干重的75%，体积的20%～30%。胶原蛋白的种类很多，皮肤中至少含有12种不同的胶原组分，不同的胶原可聚合形成特异的结构以行使不同的功能。

胶原蛋白可聚合成网状构架，起到重要的支撑、保护及保持皮肤弹性的作用。

另一些胶原还可起到连接皮肤内不同组分的作用。

真皮内胶原蛋白的含量可随年龄的增长而下降，从而会引起皮肤弹性减弱，出现皱纹、干燥、光泽度下降等改变。

胶原蛋白：口服 or 外用?

口服胶原蛋白后，部分胶原蛋白会被我们的消化系统消化为氨基酸并吸收，跟吃一般的蛋白质没什么差别。所以口服胶原蛋白并不能直接补充到皮肤中。

同样，外用那些含有胶原蛋白的面膜、护肤品也很难起到很好的效果，因为我们皮肤存在着天然的保护屏障，使胶原蛋白这种大分子物质很难渗透进皮肤深层。

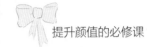

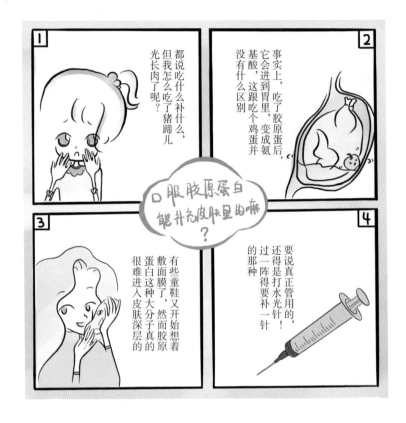

医美（医疗美容）与胶原蛋白

通过医美手段如水光针、手针注射的方法将胶原蛋白直接注射至皮肤内会起到相对有效的作用，主要包括除皱、增加皮肤弹性、饱满度及光泽度的美容效果。然而，因胶原蛋白在皮肤内代谢速度较快，美容效果不持久，故需要反复治疗以维持较好的效果。医美上也经常利用激光、射频、果酸换肤等技术来刺激自身胶原的合成与再生，亦可起到修复衰老皮肤的作用。

肤色与美白

你的肤色由何决定？

肤色的形成主要由基因决定，可以说我们的肤色是天生的。但是，后天因素也会影响肤色。肤色黑与白主要跟黑素细胞产生黑素的能力有关，跟黑素细胞的数量无关。影响黑素形成的因素与酶的作用、微量元素、激素、神经内分泌因素等相关。地区、环境、光照、饮食种类、生活作息、精神状态都会影响我们的肤色。

日晒肯定会变黑

长期反复的日晒，阳光中的紫外线不仅会促使我们皮肤里的黑素细胞体积变大，而且能够提高黑素细胞产生黑素的能力，久而久之还会使得黑素细胞数量增加。这就是为什么我们的手背与自己的脚背相比会黑那么多的原因。

想要靠吃来美白吗？饮食均衡就好

平时我们吃进去的一些食物其实也在悄悄影响着我们的肤色，一些含有较多胡萝卜素或类胡萝卜素的食物，比如胡萝卜、橘子、南瓜、木瓜等，如果过度进食可能会导致胡萝卜素血症，血液中过多的胡萝卜素可使皮肤呈现黄色。但是大家不用过度限制这些食物的摄入，因为胡萝卜素其实是对人体很有益的成分，参与维持皮肤及眼睛的健康，同时胡萝卜素可在体内转化为维生素A，是很重要的抗氧化（抗老化）成分。所以任何时候饮食均衡才是最健康的。

食用富含维生素C成分的食物是否可以使我们皮肤变白？

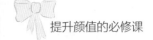

答案是想通过食补来变白效率实在是太低了。维生素C的确有抑制黑素细胞产生黑素的功能，但我们吃进去的食物，在烹制过程中大部分的维生素就基本被破坏掉了，再经过胃、小肠的消化吸收，剩余的部分进入血液后，再渗透到皮肤里进入黑素细胞产生黑素的部位实在所剩无几。

将防晒进行到底

紫外线——护肤美容的一大劲敌

日光中的过强的紫外线照射皮肤会产生光毒性反应，造成

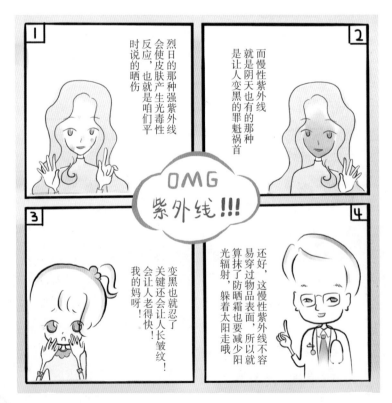

皮肤急性损伤，也就是我们说的日晒伤。而慢性紫外线暴露不但会使肤色加深，还会产生皮肤光老化，使皮肤色素加深、粗糙、形成细纹、毛细血管扩张等现象，长年累月的日晒会使皮肤癌的发生率增高。

怎么防晒呢？

紫外线不易穿过物品表面，所以防晒可以有多种方法，例如使用遮阳伞、帽子、纱巾、套袖、墨镜等，还可以涂抹防晒霜。当然尽可能减少户外阳光下活动，减少日光辐射是防晒的最有效方法。

你用对防晒霜了吗？

❀ SPF（sun protection factor）是阳光保护系数的缩写，是指擦防晒霜后的最小红斑量和没有防护时最小红斑量的比值。是针对中波紫外线（UVB）的防护系数。

❀ PA（protection factor of UVA，又称为PFA）是针对长波紫外线（UVA）的防护系数。

正确使用防晒霜比选择防晒霜更重要。选择市场上正规品牌的防晒霜，试用后无不适就可以了。防晒系数30的防晒霜只要正确使用，可以起到足够的防晒效果。不用盲目追求防晒系数，而是学会正确涂抹防晒霜。涂抹防晒霜要足量（标准用量 $2mg/cm^2$），如面部使用量约一元硬币大小才能保证防晒霜充分覆盖皮肤，达到一定厚度。夏季户外涂抹防晒霜3～4小时后，需要补擦一次，才能起到足够的防晒作用。如果在户外游泳等活动涂抹防晒霜的次数要增加，同时需要选择具有防水性能的防晒霜。

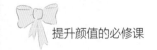

宝宝也要防晒吗？

传统观念上，很多家长们认为，宝宝不需要防晒，晒晒太阳更有利于健康。其实不然，宝宝皮肤娇嫩，更容易晒伤，防晒很重要。如果夏季阳光比较强烈时，宝宝长时间在室外活动的话，家长可以用纱巾、遮阳伞、婴儿车遮阳篷给婴儿宝宝做防护。

儿童也需使用防晒霜

幼儿及儿童可以选择防晒霜。其实，许多防晒霜品牌都有适合儿童的防晒霜，选择正规品牌的儿童防晒霜就可以了。夏季室外游泳、沙滩活动时，务必要给儿童做充分的防晒，尤其注意遇水防晒霜失效后，尽量及时重复使用防晒霜，避免日晒伤。

隔离霜、防晒霜、BB霜、CC霜、DD霜哪个好？

防晒霜是单纯具有防晒作用的化妆品，隔离霜、BB霜、CC霜、DD霜除具有不同程度的防晒功效，还均被商家宣称具有保湿、遮瑕、修护、美白、修颜等复合功效。其实，化妆品标准分类中并无这些种类。简单来说，BB霜是具有防晒、保湿等功能的粉底液，CC霜又在BB霜基础上增加了美白提亮肤色的效果，DD霜是具有抗衰老作用的BB霜。但是就防晒而言，BB霜比不过单纯的防晒霜；论遮瑕，BB霜也比不过单纯的粉底。隔离霜除了防晒功能，所谓的隔离概念就更加模糊了。

揭秘美白与抗衰老

号称有"美白功能"的护肤品中美白成分有哪些？

市场上的美白产品，普遍宣称具有高大上的美容美白效用，但是，是否真的这么神奇呢？其实，有效的美白成分大致上有维生素 C、维生素 E、维生素 B、盐酸吡哆醇、泛酸钙、传明酸（氨甲环酸）、L-半胱氨酸、熊果苷等。虽然这些成分在理论可以产生美白效果，但是否真的会产生美白效果与成分的浓度及使用剂量相关。即使达到一定浓度和剂量，这些产品

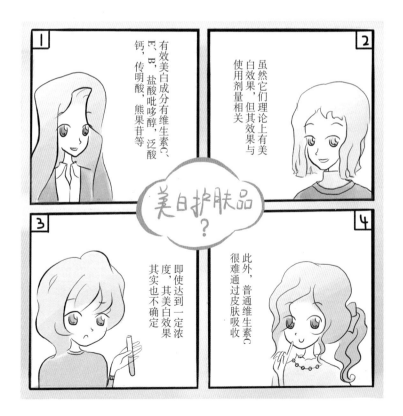

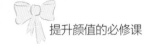

的美白效果也不肯定。例如，普通水溶性的维生素C外用很难通过皮肤屏障被皮肤吸收。

珍珠粉能美白？！你在开玩笑吗？

可以说，珍珠粉具有美白作用的说法在中国已经有很长的历史了。但是，非常遗憾地告诉大家，珍珠粉的美白作用非常微弱，可以忽略不计。

珍珠粉90%的成分是碳酸钙，碳酸钙不溶于水，石灰的主要成分也是碳酸钙，它不能被皮肤吸收，也没有美白作用。珍珠粉的另一种成分是硬角质蛋白。这种物质分子量大，无法

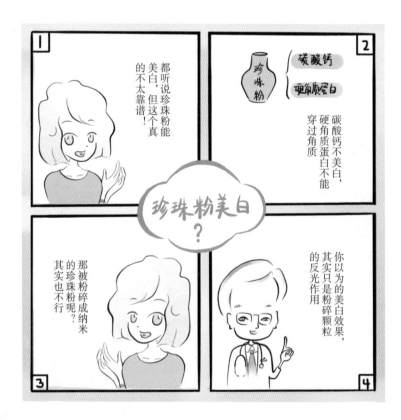

穿透皮肤角质层，无法被皮肤吸收。将硬角质蛋白分解后的氨基酸具有营养和促进皮肤细腻的作用。但是，珍珠粉即使被粉碎至纳米水平，也很难达到被角质层吸收的程度。

珍珠粉中还有很小部分是微量元素，这些物质普遍存在于食物和水中，谈不上有多大美白作用了。只是，珍珠粉粉碎后形成的小颗粒具有一定反光作用，用在面部使皮肤略呈现珠光感，因此被认为有美白效果。

科学美白，到底怎么做？

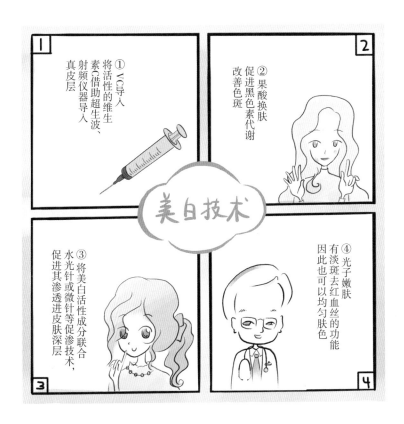

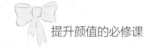

医院皮肤科

对于美白治疗，医院皮肤科常用到的美白手段主要包括：左旋维生素C导入治疗，俗称VC导入，主要是将活性的维生素C借助导入仪器（超声、射频）的作用进入真皮层，从而发挥提亮肤色的作用，一般10次为一个疗程。定期行果酸换肤也具有促进黑素代谢、改善色斑的作用。

医美方面

可将一些美白的活性成分如熊果苷、传明酸、左旋维生素C等联合水光针或微针等促渗技术促进其渗透至皮肤深层。光子嫩肤因具有一定淡斑、去红血丝的作用，故也可起到一定均匀肤色的作用。

这些治疗都需在正规医疗机构无菌操作下进行。其效果自然比日常将美白淡斑护肤品抹在皮肤表面上要更靠谱一些。

日常防晒很重要

想要美白的朋友一定要注重日常的防晒，因为绝大多数的色斑都可在日晒后加重，同时日晒可刺激增强我们正常皮肤内黑素细胞产生黑素的能力。

抗老化的产品中有效成分有哪些？

抗老化产品主要包括抗氧化、抗光老化、抗糖化等产品，所宣称的成分也很复杂，有些产品有明确的化学成分，有些则声称来自天然动植物提取物，成分就更加扑朔迷离。抗老化成分大致有：维生素A、维生素C、维生素E、黄酮类（例如花青素）、多酚类（例如白藜芦醇）、超氧化物歧化酶（SOD）等。很多植物提取物，例如葡萄、葡萄籽、蓝莓、石榴、黑米、茶树、橄榄、樱桃等提取物均含有上述成分而被广泛用于抗衰老产品中。但是，由于皮肤老化过程非常复杂，科学家至今仍在研究中，含这些成分的护肤品，是不是就可以延缓皮肤衰老，就未必了。总之，多吃新鲜蔬菜、水果，对身体健康和皮肤健康都是有益的。

抗衰老的医美手段有哪些？

目前医美手段中常被应用于抗衰老的技术主要包括光子嫩肤（强脉冲光）、激光、果酸换肤、水光针、射频技术、肉毒素注射、线雕等。

❁ 光子嫩肤、激光、果酸换肤：均可综合改善皮肤肤色、纹理（包括皱纹）及质地。

❁ 水光针：可改善皮肤的水润度、光泽度及非常细微的皱纹。

❁ 射频技术：主要起到提升紧致、促进胶原合成、溶脂等作用。

❁ 肉毒素注射：对动力性皱纹有较好的改善效果。

❁ 线雕：作为近年来一种发展较迅速的新兴技术，因在提拉紧致方面有较明显的效果，同时具有一定改善肤质的作用，目前受到越来越多求美者的青睐。

以上提到所有的医美治疗，如果想维持很好的效果均需长期规律进行治疗，没有任何医美抗衰老手段是一劳永逸的。

头发的养与护

健康毛发的特征

健康浓密的头发是现代社会人们的追求。健康的毛发颜色自然、有光泽，密度较高、韧度好、顺滑度好，断裂开叉少，头皮无红斑、结痂、脱屑。毛发分为终毛和毳毛两种类型，终毛有长毛和短毛两种，长毛是指头发、胡须、腋毛、阴毛、胸毛等，可以生长到10mm以上；短毛包括睫毛、眉毛、鼻毛、耳毛，很少长至10mm。毳毛非常细软，分布在躯干四肢皮肤。

正常每天脱发多少根？

头发的密度达到每平方厘米300根左右，正常人大约有10万根，每天脱发在100根以内都是正常的。

毛发是如何生长的？

毛发的生长主要和毛囊本身的生长周期相关，包括生长期、退行期和休止期。头发的生长周期较长，一般2～5年，生长期毛发从毛囊生长出来露出皮肤表面，毛发根部比较柔软，周围有白色透明的鞘包绕，头发中约85%～90%处于生长期，并且随着年龄逐渐减少，在男性脱发者中减少更加明显。退行期约3周，休止期大约3个月。休止期的发根呈棍棒状，毛周围没有白色透明鞘包绕。不同部位的毛囊并不是同步生长，而是各有各的周期。

如何判断你是哪种发质？

大多数朋友通过简单观察较易判断自己的头发类型。头发类型分为：

（1）正常发质：正常发质油滑光亮，头皮可轻微油性，基本没有头皮屑，整理头发后不易变形。

（2）油性发质：洗发后1～2天即出现头发油腻，相互粘在一起。头皮有较多头皮屑，甚至头皮出油黏腻。

（3）干性发质：洗发后1周头发也不粘在一起，头发表面无油光，拉扯易脱落。头皮有细小粉状头垢。

（4）受损发质：头发粗糙，不易梳理，易出现断发、发尾分叉。

不同发质需如何护理？

正常头发的护理包括洗发护理、日常润发护理、焗油护理等。大家可以自行选择正规的产品进行护理，或者选择较有信誉的美发店进行护理。

如果您的头发过于油腻或者干燥，选择有专门功效的洗发水可能更容易得到满意的效果。

如果您脱发严重或者头皮红斑、瘙痒剧烈、脱屑等，建议到医院皮肤科就诊，医生的建议可能让您事半功倍。

你真的会洗头发吗？

健康成年人可根据头发油腻程度每天至每周洗发一次，温水打湿头发后，用洗发香波均匀涂在头发上，用指腹轻柔按摩头皮，停留几分钟后温水冲洗干净。头发偏干的朋友可用护发素再洗一遍来中和洗发香波中的表面活性剂。长发可用吹风机吹干。头皮瘙痒或者脱屑的朋友可能是脂溢性皮炎或者头皮糠疹，可选用含有二硫化硒或酮康唑的洗发产品。

染发剂里都有些什么成分？为什么能使头发上色？

市面上染发剂大多是永久性染发，包括A剂和B剂。A剂的有效成分是染料中间体、耦合剂和碱性物质，B剂的有效成分是双氧水（过氧化氢），作用原理是中间体与耦合剂，以小分子的形态进入到头发内部，在碱性物质和双氧水作用下发生

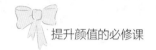

氧化、耦合反应，形成相对大的分子，留在头发中，因而可以长时间保持颜色。其中中间体以对苯二胺（PPD），耦合剂以间苯二酚（RCN）使用最广。

是染发剂过敏了吗？

对染发剂过敏主要表现为使用染发剂后头皮或发际线周围皮肤出现瘙痒性的红斑、丘疹及脱屑等皮炎改变，严重者皮肤过敏处还可出现水疱、渗液、皮肤肿胀等改变，通常伴有明显的瘙痒或刺痛。

对染发剂过敏如何办？

如果染发后出现皮肤过敏，建议您尽快到皮肤科就诊，较轻的过敏药物治疗后就可以缓解，严重的过敏患者需要剃掉头发，以脱离接触过敏的物质。染发剂过敏的朋友建议不要再次染发，因为染发剂中的主要成分含有对苯二胺和间苯二胺，都是很强的致敏成分，染发后再次发生过敏的可能性较大，而且病情要比前一次更加严重。

敷面膜与做美容

面膜到底有哪些功效呢？

这里我们讲的面膜主要是面膜敷贴，不包括硬膜。具体作用如下：

- ✿ **冷敷**：面部灼热不适时敷个面膜感觉很凉爽舒适。
- ✿ **湿敷**：日晒干燥时敷个面膜很湿润。
- ✿ **清洁**：面膜的水分和膜布可以带走皮肤表面的油脂、脱落

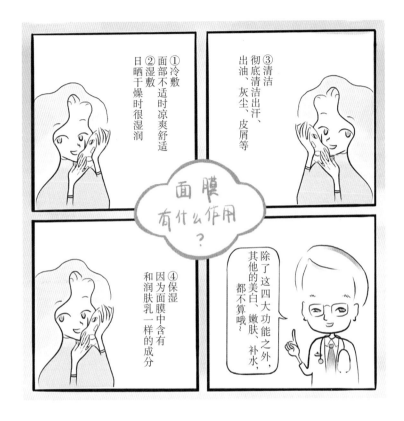

的角质和污垢等。可以很彻底清洁出汗、出油、灰尘、皮屑等。

✿ 保湿：敷面膜期间可以保湿；面膜中含有的和保湿润肤乳一样的成分可以保湿。增加皮肤水合程度，表皮吸收水分后含水量增加，显得光滑细嫩。

除了以上四大功能外，被商家过度宣传的"一贴面膜能即刻美白、嫩肤、补水"这些都不是通过敷面膜就可实现的。

面膜的主要成分是什么？应多久做一次？

面膜通常由保湿成分、防腐成分、黏度调节成分、植物提

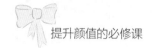

取物成分、pH值调节成分等组成，有些面膜还含有一些舒缓成分，具有一定皮肤保湿、抗炎的功效。通常情况下，贴片式面膜一周用1～2次就可以了（医美激光手术修复除外）。

面膜具体如何使用？每次敷面膜时间多久？

清洁面膜：如泥面膜、撕拉式面膜等，会把皮肤表面的油脂带走，用后皮肤比较清爽，主要功效是控油、清洁，对于油性皮肤可以一周使用1次，不建议敏感肌和干性皮肤使用。

贴片式面膜：比较温和，可以每周1～2次使用，每次15～20分钟，不要等到面膜完全干燥再摘去。

干皮、油皮、敏感肌使用面膜需注意些什么？

面部有感染（脓疱）、破溃情况时，不建议使用面膜（医美手术后，请按照医嘱使用）。

干性皮肤、敏感皮肤：不建议使用清洁类面膜。

油性皮肤：不建议使用睡眠面膜，因为睡眠面膜高分子聚合物肤感黏性高，很容易引起粉刺。

对于一些水果、牛奶的DIY面膜，往往刺激性很大，过敏概率更高，甚至使用不当可能会导致微生物感染。

过度敷面膜有没有坏处？

面膜具有清洁、保湿等功效，也应适度使用。过度敷面膜对皮肤的危害不小。清洁面膜过度使用会引起皮肤干燥，而贴片式面膜过度使用会引起角质层细胞过度水合，细胞就像泡海绵一样泡发后，细胞间距离拉开，刺激物和过敏原更容易进入皮肤，引起皮肤敏感，造成"水合皮炎"。

有些面膜称含有玻尿酸、胶原蛋白等是否有用？

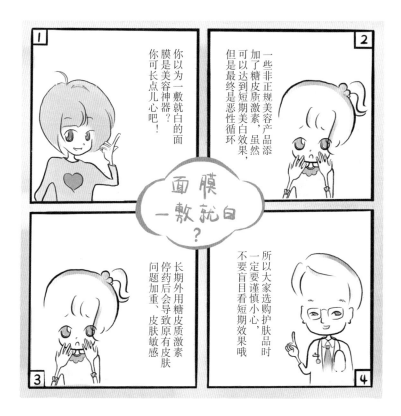

玻尿酸（透明质酸）、胶原蛋白常常出现在面膜的成分表中，由于这些成分是大分子物质，很难透过角质层被皮肤吸收，所以在皮肤表面仅仅是起到保湿作用，并不能起到抗皱作用。

而有些面膜声称"一敷就白"，往往添加了糖皮质激素，虽然短期内可以达到美白效果，但是最终是恶性循环，会引发各种皮肤问题。

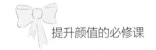

为什么越做美容皮肤越薄？

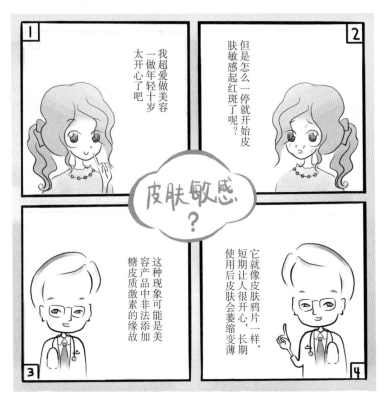

很多女性朋友日常喜欢到美容中心做皮肤美容护理，其中不少朋友逐渐发现，刚开始皮肤似乎变得更加白嫩细腻，一旦停下来，就容易敏感起红斑，不得不再次投入金钱和时间进行所谓"美容"。久而久之，皮肤变得敏感，表皮变薄，甚至出现红血丝。这种现象很可能是美容产品中非法添加了糖皮质激素的缘故，这种物质使用后会使皮肤产生依赖，犹如皮肤的"鸦片"，长期使用后皮肤会萎缩变薄，出现血管扩张和红血丝。建议朋友们要慎重选择美容产品和美容机构。

（张晓峰　苑　辰）

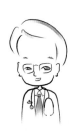

第二讲

踢开美颜路上的绊脚石
——积极预防治疗损容性皮肤病

讲解面部色斑如雀斑、黄褐斑、老年斑等，青春痘、脂肪粒、白癜风、脱发、头皮屑、湿疹、妊娠纹、痣、瘊子、瘊子、脚气等常见损容性皮肤病如何防治。

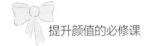

雀斑

为什么会长雀斑？

雀斑表现为鼻部和两颊芝麻大小的褐色斑点，白人最多见，主要和遗传、日晒相关。

雀斑能不能根治？长了雀斑怎么办？

雀斑很容易治疗，一般最常用的治疗方法是强脉冲光（即我们常说的光子、IPL）和调Q开关激光，数次治疗即可达到非常好的效果，但是雀斑为遗传性疾病，也很容易复发，一定要注意防晒，日常通勤的防晒是必不可少的。

黄褐斑

为什么会长黄褐斑？

黄褐斑是后天性的面部不规则的棕色斑，常常发生在妊娠期女性。黄褐斑和很多因素有关，激素水平、日晒、遗传、化妆品使用不当都可以导致黄褐斑。值得一提的是，部分妊娠期的黄褐斑在分娩之后可以减轻，因为这种黄褐斑是由性激素水平波动导致的。雌孕激素增多可刺激黑素合成增加，故在孕期随着孕妇体内雌孕激素的增多黄褐斑随之加深。因避孕药中也含有雌孕激素成分，故长期口服避孕药也可偶尔见到黄褐斑加重的副作用。

如何改善黄褐斑？防晒很重要！

黄褐斑是一种日晒后会明显加重的疾病，因日光中的紫外线既可以刺激色斑处黑素合成增加，同时还可增加黄褐斑的炎症反应。所以对于想要改善黄褐斑的病人，一年四季做好防晒工作是最最基础的治疗也是必须要做到的。

化妆品也会加重黄褐斑？！

一些劣质化妆品里含有的某些成分同样可刺激黑素合成增加，并且劣质化妆品对皮肤的刺激性可使皮肤屏障受损，产生炎症反应，这些同样在加重黄褐斑中起到一定作用。所以我们在选择化妆品的时候一定要把安全性放在首位。

黄褐斑能治愈吗？

黄褐斑的治疗首先需要寻找病因并及时处理，比如日晒和化妆品引起的黄褐斑要做好防晒，避免使用含有非法添加成分的化妆品。一些口服药物如氨甲环酸以及外用药物如氢醌乳膏、维A酸乳膏可以治疗本病。此外，化学换肤、激光治疗对黄褐斑也有很好的疗效，这些均属于医疗处方及操作，使用不当反而会引起皮肤刺激反应，甚至加重黄褐斑，所以一定要由皮肤专科医师面诊患者确定诊断后再进行治疗。

老年斑

长了老年斑

我们常说的老年斑，在医学上称脂溢性角化病，是一种临

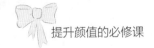

床常见的良性皮肤病变，中老年人是好发人群（年轻人也可能会长）。通常由皮肤老化、日晒等引起。老年斑通常多发，但也可单发，主要位于头面部、手背、背部等。

老年斑会自己消退吗？

老年斑早期表现为小而扁平、边界非常清楚的浅黄褐色至茶褐色的斑，表面光滑，后期皮疹渐渐增大、增厚，表面更加粗糙，可形成一层油脂性厚痂。随着时间的推移，斑片会逐渐显著，颜色变异很大，可呈淡茶褐色乃至暗褐色、黑色。病程通常缓慢，损害部位可向周围扩大，但也可融合成大块，不会自己消退。

治疗老年斑需要注意什么呢？

老年斑一般不需要治疗，仅是美观上的问题。但是某些皮肤恶性肿瘤，需要与老年斑鉴别。因此，到底是老年斑还是皮肤癌，必须分辨清楚再行治疗。采用激光治疗老年斑便能够获得理想的美容效果，也可用液氮冷冻治疗。如果您或者您带您的父母去治疗老年斑要注意医学美容并非一般意义上生活美容，这属于医疗行为，必须选择正规医院。

脸上的老年斑越来越凸出是恶变了吗？

老年斑是老年人最常见的良性皮肤增生，主要表现为曝光部位（主要是面部、手背等）的油腻性增生性斑块，也叫老年疣，通常不会发生恶变。但是其他恶性的皮肤肿物比如基底细胞癌、恶性黑色素瘤也可以模仿老年斑的表现，这时候就需要专业医生的判断。如果长期存在的老年斑突然反复破溃、出现疼痛、渗液等症状，则建议及时到医院皮肤科就诊，以除外恶变可能。

我年龄不大为什么长了老年斑?

老年斑和日晒、慢性炎症刺激有关系,最常发生在50岁之后,但是也可以发生在30岁左右的年轻人,这就需要我们做好防晒。

咖啡斑

小孩出生就有的褐色斑是咖啡斑吗?

咖啡斑是边界清楚的棕褐色扁平斑,一般在出生时或婴幼儿时显现,可伴发或不伴发其他相关疾病,如神经纤维瘤病等。如果咖啡斑的面积大、数量多,需要皮肤科医生综合判断病情。

咖啡斑激光治疗效果如何?

咖啡斑需要多个疗程的长期治疗,治疗首先需建立在对医生充分信任的前提下,因为咖啡斑的治疗比较困难,而且容易复发,最常用的治疗方法是调Q开关激光,一般颜色比较浅的咖啡斑可以得到比较好的治疗效果。

太田痣

前额和眼周出现褐色、青灰色斑片可能是得了太田痣吗?

前额和眼周出现褐色青灰色的斑,要考虑两种情况,如果是生下来或者婴幼儿时期就有,称为太田痣;如果十几岁青春

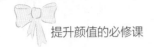

期以后才出现的，则称为褐青色痣（获得性太田痣）。

太田痣激光治疗效果怎么样？

大部分太田痣的激光治疗效果极佳，可以采用调Q开关的红宝石、绿宝石以及1064nm的ND：YAG激光等，对太田痣有较高的清除率，尽管有时候1次治疗就可以看到明显的效果，但是大部分太田痣都需要4～8次治疗，通常间隔时间为3个月。

白癜风

白癜风会遗传给孩子吗？

白癜风是一种局限性或泛发性的皮肤色素脱失斑，可以发生在全身皮肤任何部位，表现为境界清楚的乳白色或白色斑，白斑上毛发可以变白或正常，表面光滑无皮疹，通常白斑没有自觉症状。白癜风还可伴有其他自身免疫性疾病，比如斑秃、甲状腺疾病、肾上腺功能不全等。

白癜风是后天性皮肤病，和遗传学因素有一定的关系，在遗传和环境因素共同作用下才会得白癜风，少部分白癜风有家族聚集现象，但是大部分白癜风不会遗传给孩子。

白癜风到底能治好吗？

白癜风可以治好，但是需要充足的时间。308nm准分子激光、NB-UVB光疗、外用糖皮质激素及钙调磷酸酶抑制剂都是白癜风的常用治疗方案，这些治疗方案需要根据不同的病情采取不同的搭配，并根据治疗反应来更换治疗方案，最大限度地减少药物和治疗的副作用，取得最好的治疗效果。

老年性白斑

老人身上长的白色斑点是白癜风吗?

老年人身上经常会有针头或者指甲大小的白点，随着年龄增大逐渐增多，甚至有数百个，这些白点不是白癜风，称为老年性白斑。这是一种老年性退化现象，人老了之后部分皮肤的色素细胞也退休不工作了，无法生成色素保持正常均匀的肤色，就出现了老年性白斑。

老年性白斑是否需要治疗?

老年性白斑可看作是一种皮肤正常老化的生理现象，不会有任何危害，所以无须治疗，目前也没有有效的治疗手段。老年性白斑重在预防，虽然该病与体质有关，但日常将防晒工作做到位会在一定程度上减缓皮肤老化的过程，从而减少老年性白斑的发生。

小朋友的皮肤问题

儿童面部白斑都是白癜风吗?

儿童面部白斑不一定都是白癜风。儿童面部出现的覆盖有少许鳞屑的浅浅的淡白色斑称为白色糠疹（也叫单纯糠疹），这是一种良性的可以自行恢复的皮肤病，一般不必治疗，可以外用一些润肤霜，不要过度清洗。

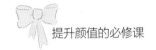

小孩出生时屁股的蓝黑色的斑是什么病？需要治疗吗？

孩子出生时屁股的蓝黑色斑称为蒙古斑，即先天性真皮黑素细胞增多症，是新生儿最常见的色素性病变，亚洲新生儿几乎每个都有，通常在1岁或2岁内消退，不需要特殊的治疗。

小孩出生就有的白斑是什么？

小孩出生就有的先天性的白斑一般需要考虑两种情况：贫血痣和无色素痣。

✿ **贫血痣**：顾名思义，有血管发育缺陷，皮肤真皮浅层中的毛细血管较正常少，所以用力摩擦皮损时周围皮肤充血而白斑处依然如故。

✿ **无色素痣**：在出生时或出生后不久发病，白斑可随身体发育而按比例扩大，好发于躯干、下腹、四肢近端，面部和颈部也可以发生。

贫血痣和无色素痣均为良性疾病，并且通常在形成以后大小不再变化，故无须治疗。若因美观需求，可行化妆品遮盖，无色素痣也可考虑行表皮移植治疗。

小孩长的红痣是什么病？有办法治疗吗？

小孩面部或身上的"红痣"称为鲜红斑痣，是一种先天性血管畸形，一般不会影响健康，但是会影响美观甚至影响孩子的健康心理及成长，所以治疗非常有必要。鲜红斑痣目前可以使用染料激光以及光动力疗法来治疗，治疗效果较佳。

宝宝的身上容易长疹子，怎么办？

如果孩子身上皮肤干燥，并且反复出现瘙痒性红斑、糜烂甚至渗出，"湿疹"反复不愈，它有个更准确的诊断叫"特应性皮炎"。它的特点是：常危害小朋友，且大多数有家族性过敏性皮肤病、支气管哮喘或过敏性鼻炎病史；较普通湿疹、皮炎范围更广、更易复发、发病时间更长；患部皮肤干燥粗糙，瘙痒难忍，抓破了会有渗液和结痂，反复发作，常面部、四肢屈侧皮肤受累，尤其在冬天更为严重，可谓寝食难安。遗传、免疫和环境共同作用致本病的发生。

预 防 是 基 础

- 内衣以宽松，纯棉的为宜。
- 尽量避免搔抓和摩擦。
- 注意保持环境的温度、湿度，可使用加湿器。
- 尽量减少生活环境中过敏原的接触，如保持居室环境凉爽、通风和清洁，勤换衣服和床单、不养宠物、不铺地毯、少养花草等。
- 提倡婴儿母乳喂养，饮食规律。

护 肤 是 关 键

护肤有助于皮肤屏障功能的恢复，包括沐浴和润肤。患儿的皮肤表面有大量的渗液、鳞屑，皮肤抵抗能力较差，容易受到各种病菌感染，因此沐浴就显得至关重要。而皮肤干燥是特应性皮炎的诊断标准之一，因此每天使用润肤剂是必不可少的。

沐浴：水温要适宜（32～40℃），每日一次或两日一次（在秋冬干燥季节，可将洗澡次数减为每周1～2次），每次

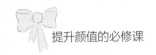

10～15分钟，时间不宜过长，洗澡时避免使用粗糙的毛巾或浴巾用力擦洗，且应选择无刺激性、不含香料的弱酸性清洁剂（皮肤明显干燥者应减少清洁用品的使用次数），洗完后要彻底冲洗干净；洗完澡后不必完全擦干皮肤，用棉质的干净毛巾轻轻拍干皮肤，之后即刻外用润肤剂。

润肤：如果在发病早期皮肤屏障受损轻微时，仅使用润肤剂可能就可以达到保持皮肤水分，修复皮肤屏障功能的治疗效果，并不需要用药物治疗，由此可见润肤的重要性。在冬季，建议选择保湿性强的润肤剂。最为安全的润肤剂首选不含香料和色素的医学护肤品，涂抹方式主张顺着毛发生长方向，轻柔涂抹，每日至少全身使用两次。最好随身携带小包装润肤剂，在皮肤感到瘙痒或干燥时随时涂抹。皮损好转后仍然要坚持长期使用，以预防病情复发。

最后，若皮疹仍反复不愈，可到正规医院皮肤科就诊，根据医嘱外用不同药物控制病情。

黑痣（色素痣、黑素细胞痣）

黑痣会癌变吗？需要都切除吗？

色素痣（黑素细胞痣，俗称"痦子""黑痣"）一般不会癌变，只有极少一部分黑痣可能会癌变，所以对于手足掌跖部位、口腔和生殖器以及容易摩擦部位或者满足可能癌变标准的黑痣，医生都会建议切除。

什么样的黑痣可能癌变？

读者朋友们可以对照以下标准自己检查一下身上的黑痣。

ABCDE标准：A不对称（Asymmetry），B边缘不规则（Border），C颜色不均匀（Color），D直径大于6mm（Diameter），E正在增大中或颜色形状感觉发生变化（Enlargement）。另外，如果色素痣发生破溃更加要引起重视，及时看医生，别耽误了病情。

　　痦子影响美观，该怎么办？

　　对于影响美观的色素痣（黑素细胞痣），可以应用CO_2激光或者手术切除治疗，一般情况下直径小于3mm的色素痣经CO_2激光去除后不易留疤痕（瘢痕），比较大的色素痣可以在几个月内分次去除达到比较好的美容效果。但是千万不能去不正规的美容工作室应用"药水"点痣，不规范的医疗操作不仅会损害颜值，甚至会激惹痣细胞，引起恶变。

青春痘（痤疮）

　　青春痘（痤疮）到底要不要治疗？

　　青春痘不仅仅是青春的象征，医学上称为痤疮，是青年人常见的皮肤疾病，尽管在中年以后可以渐渐消退，但是由于疾病主要发生在颜面部，严重影响了少男少女的自信，甚至部分严重的痤疮如果治疗不正确会遗留比较难看的瘢痕，所以及时找正规医院皮肤科大夫治疗青春痘是非常有必要的。

　　长了青春痘，该如何洗脸和护理皮肤？

　　患有痤疮时可以选择温水和比较温和起泡的洁面产品清洗皮肤，每天早晚各一次即可，如果脓疱和油脂很多晚上可以用

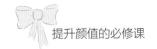

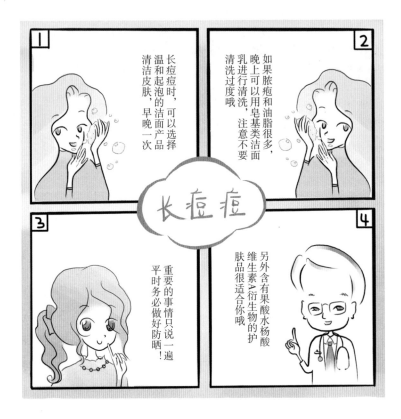

皂基类洁面乳清洗，注意不要清洗过度。平时要做好保湿和防晒，可以用一些含有果酸、水杨酸、维A酸衍生物的护肤品，对疏通毛孔，减轻痘痘也有一定的帮助。

容易长青春痘的你，都该备些什么药？

青春痘的治疗药物有很多种，包括抗生素类、维A酸类、女性性激素类等，这些药物大部分都需要医生根据病情的轻重开具相应处方。

为了应急可以备两支药膏：维A酸类软膏（如阿达帕林）和抗生素软膏（如过氧苯甲酰、克林霉素擦剂等）。这两种药

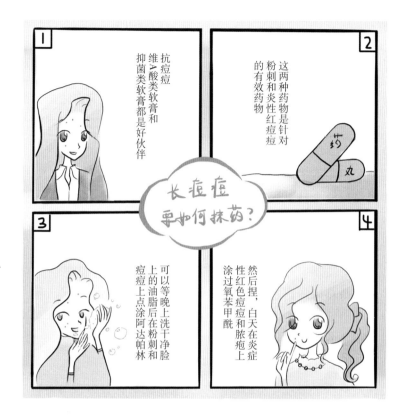

物是针对粉刺和炎症性红色痘痘的有效药物，但是使用过程中一定要注意药物的刺激性。一般建议晚上洗干净痤疮和油脂后，在痘痘上点涂阿达帕林，白天在炎症性红色痘痘和脓疱上涂过氧苯甲酰。应当咨询皮肤科医生后再开始使用。

为什么女性可以服用避孕药治疗痤疮？

女性痤疮的一个重要的原因就是雄性激素敏感，雄性激素水平波动容易长痘痘，容易长"小胡子"，甚至导致月经紊乱，而避孕药可以对抗雄性激素，调节激素水平，所以避孕药除了避孕效果之外，也可以治疗痤疮。

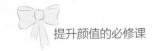

治疗女性痤疮的避孕药有哪些？

目前可以服用的药物有炔雌醇环丙孕酮（达英-35）、屈螺酮炔雌醇（优思明、优思悦）等，要在医生的指导下服用。因为这类药物具有雌激素或孕激素的作用，所以在服用期间少部分人可能会出现体重增加、乳房胀痛、月经量变少或经期变长等情况，但这些副作用在停药之后都会随之缓解，服药期间需注意控制饮食量，同时定期监测肝肾功能及凝血功能。一般这类药物疗程在3～6个月，根据痤疮缓解的情况由医生决定是否需要再进行下一个疗程。

如何正确口服维A酸治疗痤疮？

治疗比较严重的痤疮时，医生会开具口服的维A酸类药物，为提高药物吸收，建议药物与食物同服。这类药物有两个副作用需要注意：一是服药期间以及之后需要严格避孕（因为药物有致畸作用），育龄期妇女或其配偶服药前、后3个月与服药期间内应严格避孕。鉴于该药的潜在不良反应，哺乳期妇女严禁使用异维A酸制剂；二是因为这类药物可以抑制皮脂分泌，也可能会导致口干、嘴唇脱皮、皮肤干燥等情况，这时候可以抹一些润肤霜、唇膏来对症处理。

青春痘长在谁的脸上？

痤疮是毛囊皮脂腺单位的疾病，它的发病过程有四个核心环节：①性激素水平。②毛囊皮脂腺导管过度角化。③皮脂腺分泌过多油脂。④局部细菌过度增殖。因此每个人在青年时代都会多少长几个痘痘，另外这种病也与遗传、环境、高糖饮食等因素相关，所以有人痤疮很轻，有人会很严重，需要根据不同的个体情况综合判断寻找病因。

想要不长痘，你该怎么做？

在日常生活中，易长痘痘的年轻人需要注意面部的清洁及控油，适当选择清洁能力较强的洁面产品，保持毛孔的通畅，减少皮肤废物在毛囊口的堆积。其中含水杨酸成分的护肤产品对于易生痤疮的朋友们是个不错的选择，因水杨酸具有溶解角质通畅毛孔，同时调节油脂分泌、控制炎症及抑菌等多种作用，可谓多管齐下，对于痤疮人群的日常护理及稳定期维持有一定帮助。

但在清洁到位的同时还需注意进行面部保湿。日常需注意防晒，因过度日晒可促进皮脂过度分泌并对皮肤屏障有一定损伤，加重痘痘的炎症反应。同时需注意作息规律，避免熬夜导致的内分泌紊乱，日常饮食需减少油腻、煎炸食品，含糖饮料及甜点的摄入。多食蔬菜水果，适当补充B族维生素。

青春痘只能靠吃药抹药吗？皮肤科医生还有哪些必杀技？

外用和口服药物是治疗痤疮的基本方法。此外，皮肤科医生还经常采用两种方法治疗特殊类型的痤疮。一是化学（果酸、水杨酸）换肤，这是疏通毛孔，治疗粉刺、痘印的必杀技，特别适合治疗痘印、去除粉刺等。二是光动力疗法，它能够对抗重度痤疮，特别是对囊肿结节型痤疮效果很好。

年轻人脸上的红疙瘩都是青春痘吗？

大部分情况下，年轻人脸上的红疙瘩都是青春痘（痤疮），但是也有一些其他疾病可以模仿青春痘，比如颜面播散性粟粒性狼疮、结节性硬化症、玫瑰痤疮等，如果面部的红疙瘩按照

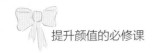

青春痘治疗老是不好，就需要找皮肤专科大夫好好看看。

青春痘走了，留下的痘印、痘坑怎么办？

既然已经留下了痘印、痘坑，痘友们千万不要去美容院等非医疗场所乱治。痘印和痘坑不同，痘印是平的，分为红色的炎性痘印和时间较久的褐色、黑色痘印，可以选用果酸换肤、光子嫩肤或者维A酸类药物治疗。而痘坑，已经是坑了，就是萎缩性的瘢痕，可以通过剥脱或者非剥脱点阵激光来治疗，让坑下面的胶原蛋白生长起来，坑就可以填平啦。

酒渣鼻（玫瑰痤疮）

酒渣鼻（玫瑰痤疮）是怎么引起的？

玫瑰痤疮，又称为酒渣鼻，一般分为4种类型。

- 红斑型：表现为面部鼻尖背和两侧颧颊部的充血红斑和毛细血管扩张的红血丝。
- 丘疹脓疱型：是在红斑上出现了成堆的小丘疹或小脓疱。
- 赘疣型：是真正的"酒渣鼻"，特别在鼻尖背出现了增生的鼻赘。
- 眼型：出现眼睑红肿持续不退，此型比较少见。

玫瑰痤疮的病因比较复杂，它和毛囊虫、紫外线、外界刺激以及血管或神经高反应性等因素均相关。

酒渣鼻能根治吗？

酒渣鼻极大的影响我们的颜值以及生活质量，谁会愿意一吃热或辣的食物就出现满脸红斑或者顶着一个圣诞老人一样的大鼻子呢？治疗本病需要规范和专业的治疗技术，首先要避免一些诱导发作的原因，常见的包括忽冷忽热、紫外线、辛辣食物、饮酒等，另外医生根据玫瑰痤疮不同的分期以及皮损形态，可以外用或口服抗生素类或维A酸类药物，也可以采用光动力、染料激光、强脉冲光、CO_2激光等方法治疗。

多毛、脱发、头皮屑

身上的毛发多，该怎么办？

只要是人，都会有体毛，多余的毛发可见于全年龄、全种族、所有的皮肤类型。蜡脱、剃毛、拔除、脱毛膏可能大家都听过，但是这些脱毛方法有一个共同的缺点，就是脱完了还会再长。而激光脱毛不仅能一劳永逸，而且几乎没有副作用，不仅脱毛感受非常舒适，脱毛效率也很高，唯一需要提醒大家的是激光脱毛需要间隔一个月做一次，反复多次治疗才能够彻底脱干净。

每天脱发多少根是正常的？

正常人每天有50～100根头发脱落，但每天都有新生的头发可以维持头发密度的相对平衡。如果某种原因导致脱落头发超过这个数目，而新生的头发补充不了，渐渐显示出头发稀疏则为疾病状态，这时候就要找医生来帮你寻找原因和治疗了。

年纪轻轻就谢顶了，为什么？

当代硕士、博士最关心的问题是什么？能不能毕业？

NO！是脱发！为什么年纪轻轻就谢顶呢？其实这是雄激素依赖性脱发，不仅发生在男性，女性也会得，它是毛囊对雄激素的异常敏感导致的脱发。

雄激素依赖性脱发发生的原因主要包括遗传因素、与体内雄激素水平有关，同时也与人们的生活方式及精神因素相关。一些不良的生活习惯如熬夜、睡眠不足，可导致生物钟紊乱，从而使得体内激素分泌异常，而加重脱发。同时，当代年轻人也承受着来自学业、工作、家庭及生活的各种压力，容易产生精神紧张、焦虑等负面情绪，这些精神因素亦可通过影响体内激素等内分泌的情况影响毛发生长，促进脱发。

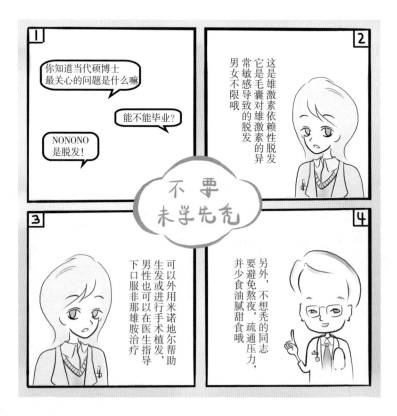

脱发严重？听听医生怎么说

治疗脱发，可以外用米诺地尔帮助生发，男性也可以在医生指导下口服非那雄胺治疗，如果想进一步追求更好的效果，可以在用药基础上进行手术植发。

日常生活中，受脱发困扰的朋友有4个方面需要注意：生活方式、调节情绪、饮食、洗发护理。

生活方式：避免熬夜，规律作息，保证睡眠时间及质量。

调节情绪：平日注意疏通压力、及时缓解紧张焦虑情绪。

饮食：做到营养均衡，适当少食油腻、甜食。

洗护：使用控油功效的洗发水，同时恰当地梳理及按摩头皮可促进头部血液循环，促进毛发健康生长。

鬼剃头（斑秃）是怎么回事？能治愈吗？

民间所谓的鬼剃头，医学上称为斑秃，这种病的发生多数与精神、心理、睡眠不佳等因素相关。通过一些治疗，包括外用及口服的糖皮质激素、米诺地尔擦剂，局部照射308nm准分子激光等，可以促进毛发再生，斑秃是可以治愈的。

头皮屑多怎么办？

表现为头皮屑多的常见疾病是脂溢性皮炎和银屑病（俗称牛皮癣）。若专业医生看过后确诊为脂溢性皮炎，常采取以下治疗：轻中度脂溢性皮炎可外用酮康唑洗剂、二硫化硒洗剂等，若上述治疗效果欠佳，可短期外用钙调磷酸酶抑制剂如他克莫司或糖皮质激素，二者均有较好的抗炎效果。此外，需注意平时少吃辛辣油腻的食物，规律作息。

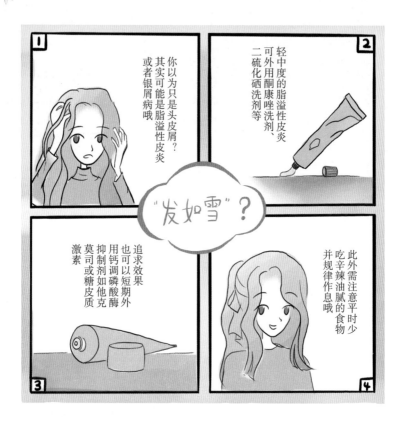

瘊子（疣）

身上长的瘊子分公母吗？

瘊子，医学上称"疣"，民间常把发作比较早的、最先长的瘊子称为"母瘊子"，此瘊子传染性强，民间认为之后长的小瘊子都是由此瘊子繁衍而来的。其实，瘊子是不分公母的，只是它的发病有先后之分。瘊子是由人乳头瘤病毒（HPV）感染引起的，因此具有逐渐增多的自身传染性。民间还有种传说：将"母瘊"除去，其他瘊子会自然脱落，这种说法也是不科学的。但有时，在用各种手段去除一些瘊子后，其他瘊子也会消失，这是因为疣体被切除后可激发人体免疫系统的反应从而产生各种免疫物质，促使其他疣体脱落的缘故。

身上的瘊子为什么越长越多？

瘊子是由人乳头瘤病毒（HPV）感染引起，可通过接触他人的疣或接触粘有病毒的物品而发生感染。例如，人们可因为在水池、公共衣帽间或健身房周围赤脚走路而患上疣。而且，自身已长出的瘊子，可以通过皮肤的微小破损进行自身传播，感染身体其他部位。因此，基于以上传播方式，身上的瘊子会越长越多。

长了瘊子怎么办？

为避免瘊子数目增多，需要注意做到以下几点：

（1）手部和足部为瘊子的好发部位，应避免手足外伤和水中浸泡。

（2）不可抓挠皮损，防止将病毒带到其他正常皮肤引起自身传染。

（3）皮肤一旦出现破损，应及时治疗，促进伤口愈合。

（4）可采用冷冻或激光治疗。

脚臭

为什么有人脚出汗会很臭？

脚出汗了很臭，是由于足部大汗腺过度分泌、汗液不易

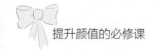

蒸发、经外界细菌分解后产生的不饱和脂肪酸散发而产生的臭味。

有哪些靠谱的方法可除脚臭？

目前除脚臭的方法有以下3种：

（1）若病情较轻可不用治疗，仅需注意勤沐浴，勤换袜子，保持局部清洁干燥。另外，可每天在鞋袜中撒含杀菌抑菌止汗的药粉（比如硝酸咪康唑散）。

（2）若足部平时出汗很多，可外用20%～25%氯化铝溶液等。1%聚维酮碘溶液、1：8000高锰酸钾溶液或0.5%新霉素溶液浸泡双足，可杀菌和减轻臭味。

（3）严重时可行激光、局部注射、手术治疗，但有一定的复发率。

脚气（足癣）

脚气（足癣）擦药后总是反复，到底能根治吗？

脚气，医学名称"足癣"，是由真菌感染引起的皮肤病。脚气是可以治愈的，病情反复大多是因为用药不当、治疗不彻底或重新感染所致。

皮肤科医生如何治脚气？

治疗脚气，需使用一种抗真菌的特殊凝胶、乳膏、洗剂或粉剂持续2～4周以保证彻底杀死真菌（如特比萘芬乳膏）。但毫不知情的你如果外用了类固醇激素，就要小心了，因为不恰当使用激素表面上看起来红斑确实消退了，实际上却可能是使典型的皮疹外观消失，发展为深层毛囊炎，这时就需要口服抗真菌药物治疗了。所以得了脚气千万别盲目用药膏！

如何避免脚气复发？

脚气治好后易复发。我们应当首先了解一下真菌感染的来源，包括患者、感染的狗或猫、真菌寄生的地方，比如淋浴间、更衣室的地面、水池附近的区域等。另外，若您的身体某部位发生真菌感染，也可将其传播到身体其他部位。因此，应尽可能注意防范这些真菌来源处：

（1）如果感染可能来自宠物，应由兽医对该宠物进行检查。

（2）不与他人共用未经清洗的衣服、运动装备和毛巾。

（3）在健身房、水池或其他公共区域时要始终穿上拖鞋，避免病菌接触到自己的皮肤。

（4）每天至少更换一次袜子，鞋袜、擦脚布要定期灭菌。

（5）真菌喜欢温暖潮湿之地。每次游泳或洗澡后要充分擦干自己的双脚，仔细擦尽足趾之间的水分，保持双足的清洁和干燥。

（6）穿透气的鞋袜，夏天尤其要注意。

总之，得了足癣，不可不治、不可乱治，痊愈后尽可能做好预防措施，还是可以很大程度上减少复发，甚至是可以不再复发的。

脚气是因为缺乏维生素吗？

通常老百姓口中的"脚气"，用医学术语来说，就是"足癣"，这个病本质上是由真菌感染引起的，与缺乏维生素无关。而"脚气病"是由于维生素 B_1 缺乏所致的，常表现为感

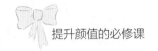

觉运动障碍，肌肉酸痛，疲劳、心悸等全身症状的营养素缺乏病。因此我们可从中看出，二者是两个完全不同的概念。

脚气会传染到手上吗？

因脚气瘙痒难忍，若用手反复抓挠，同时又不注意立即洗手，很容易将真菌带到手上得"手癣"。可表现为红斑、水疱、瘙痒、裂口伴出血、脱屑、角化增厚等。常起病于单侧手掌某一部位。

如何避免脚气传染到手上？

为避免脚气传染到手上，应当注意以下事项：

（1）得了脚气及时医院就诊，采取正规治疗方案，治疗要尽可能早。

（2）千万不可用手抓挠足癣部位。

（3）减少各种物质（如洗涤剂）对手部皮肤的刺激。

（4）不用公共毛巾。

（5）双手不可长期浸水。

（6）避免手部外伤。

脚底长的鸡眼和疣

脚底怎么长了鸡眼？

鸡眼是因穿不合脚的鞋或潜在的骨刺致局部皮肤反复摩擦或压迫形成的局部皮肤增厚。通常发生在骨性突出面，它的中央有一个"核"，该核处角质层增厚并常伴有疼痛。局部治疗可采用市售的鸡眼膏或到医院进行冷冻治疗。

脚底长了疣怎么办?

疣是因感染人类乳头瘤病毒而致病,长在足底,称为"跖疣",常因压迫出现疼痛感,也可无明显自觉症状。病程慢性,皮疹可自行好转,也可以通过皮肤的微小破损自身接种传染,从而出现多发皮疹。治疗可以采用冷冻或激光治疗。

脚底长得到底是鸡眼还是疣?

鸡眼俗称"肉刺",是由于足部皮肤长期受压、摩擦引起的角质增生,呈圆锥状,淡黄或黄色,表面光滑,与皮面平或略隆起,行走压迫时会有疼痛感。

跖疣俗称"瘊子",由病毒感染引起,可以发生在足部非压迫部位,可以多发,可发生自身传染。

鸡眼与跖疣的主要的区别是:跖疣剥下后会见一些黑色出血点;疣还会破坏正常的皮肤纹理,因此皮纹线不再明显。

对于鸡眼治疗后需注意穿合脚宽松软底鞋,避免挤压、摩擦;跖疣不要乱修剪、不要自行乱抠,以免自身接种传染。

灰指甲(甲癣)

怎么得了灰指甲?

灰指甲(或趾甲)可以累及手足指、趾甲,是由真菌感染引起的指甲(或趾甲)变色、增厚或变形的甲病,可以感染甲周引起甲沟炎。这种甲病具有一定传染性,不仅自身传染,也会传染他人,得了灰指甲(或趾甲)要尤其注意不要与他人共用指甲剪,保持足部清洁干燥,在健身房、淋浴间等公共场所

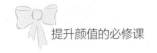

应避免公用鞋子。

治疗灰指甲：应分轻重

灰指甲的治疗应分轻重，病情较轻者可选外用药，而较重者宜首选口服药，具体如下。

病情较轻者（如甲受累范围≤50%且不累及甲半月）：可选择局部外用浓醋酸溶液、阿莫罗芬擦剂或环吡酮胺擦剂治疗。

病情较重者（甲受累范围>50%或甲半月受累）：首选口服抗真菌药，主要药物有特比萘芬和伊曲康唑。

脂肪粒

脸上怎么长了脂肪粒?

眼周的"脂肪粒"，大多是粟丘疹。这是一种起源于表皮或皮肤附属器上皮的潴留性囊肿，多数呈乳白色或黄色。主要是由于毛孔堵塞、皮肤代谢产物不能顺利排出体外或外伤后引起。因此在医院经常看到手术（如切双眼皮）后在切口处形成的"脂肪粒"。

长了脂肪粒，可以自己挑出来吗?

"脂肪粒"是可以挑出来的，但最好去卫生条件好的专业机构或医院治疗。若想自行处理，可以用痤疮针泡在碘伏中消毒5分钟后，再用碘伏消毒皮肤，将消毒好的痤疮针刺入脂肪粒一定深度，挑开表皮，后用两个消毒棉签相对挤压脂肪粒底部，则可将脂肪粒挤出。最后用碘伏再次消毒，最好24小时内不要弄湿伤口。切记要保证无菌操作，否则感染严重会遗留瘢痕。

长"痘痘"（毛囊炎）

前胸后背也会长痘痘吗？

前胸后背长的"痘痘"，即毛囊炎。是指毛囊浅表或深部的炎症。常见的表现为覆有毛发的皮肤出现毛囊脓疱以及红斑状丘疹。多种细菌、真菌、病毒及寄生虫都可引起感染性毛囊炎。

哪些部位容易长痘痘？该怎么预防呢？

任何覆有毛发的区域都可能发生毛囊炎，面部、前胸、后背、头皮等为皮脂溢出较多的部位，此类部位长痘痘更加常见。前胸后背长痘痘时要注意尽量穿棉质衣物、勤换洗，胸背部可定期外用含有酮康唑或二硫化硒的洗剂外洗预防痘痘发生。

接触性皮炎

贴了膏药就出现了一个和膏药一样大的红斑，还痒，是咋回事儿？

有人在贴膏药之后出现和膏药一样形状的瘙痒性红斑，大多数人都能想到是由于自己对此种膏药过敏。医学上将它称为"变应性接触性皮炎"。常表现为急性红斑、水疱形成，感觉灼痒。大多局限于皮肤的接触部位，也可出现弥漫性分布。

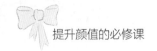

得了接触性皮炎会痒，你可千万别抓！

轻度的接触性皮炎，可通过及时脱离过敏原而得到痊愈，不接触不复发。但若皮疹严重，一定要去医院进行正规治疗，千万不可因痒而反复搔抓，否则进展为慢性，治疗会更加困难。

激素依赖性皮炎

你还在用速效药膏、快速美白产品吗？小心得了激素依赖性皮炎

激素依赖性皮炎是因长期外用糖皮质激素，停药后导致原有皮肤病复发、加重，迫使患者再次使用糖皮质激素的一种皮肤炎症性疾病。为避免激素的误用、滥用，我们需要记住一些市面上常见的药膏，如皮康王（复方酮康唑软膏）、皮炎平（复方醋酸地塞米松乳膏和糠酸莫米松凝胶）、肤轻松（醋酸氟轻松乳膏）等均含有激素。

一些声称具有"美白""祛痘""祛斑"的非正规美容产品往往添加了激素，虽短期可达到治疗效果，但最终可致恶性循环。因此，大家在选购护肤品时一定要谨慎小心！

脸上有激素依赖性皮炎怎么办？

首先最重要的一点是必须停用含激素的药膏或美容产品。平时注意减少食用辛辣刺激性食物，尽量避免高温、风沙等刺激环境。外用医学护肤品类保湿护肤剂。主要治疗措施包括：

✿ 红肿期外用3%硼酸湿敷收敛皮肤。

✿ 使用其他药物替代原有激素，如氧化锌软膏。

✿ 瘙痒明显者可口服抗组胺药物；色素沉着者可口服维生素

C、维生素 E 等。

🌸 对于激素引起的毛细血管扩张，可尝试采用激光等治疗。

注意：若皮损严重，一定要到医院咨询正规的治疗方案，早日促进皮肤屏障的修复！

日晒导致的皮肤问题

"晒伤"是怎么回事？晒伤后皮肤会有哪些状况？

晒伤又称为"日光性皮炎"，是指局部暴露皮肤经过强烈

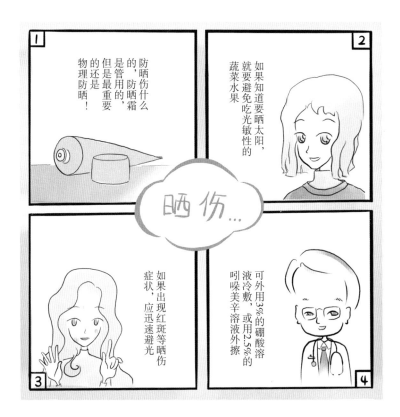

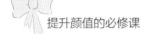

的日光照射后出现的红斑、肿胀，甚至水疱、渗出的现象，一般在日晒后30分钟至数小时发病，通常皮肤伴有灼痛感，重者可出现头晕、恶心、心悸等全身症状，这是一种急性光毒反应。红肿症状消退后可出现脱皮、色素沉着的现象。主要的致病光谱为中波紫外线（UVB）。

太阳晒伤了怎么办？

基 础 防 护 措 施

☆ 外出时注意防晒，最好通过打伞、戴帽、戴口罩、穿长袖衫等物理遮盖手段来防晒，也可用SPF大于30的防晒霜。在上午10时至下午4时最好不要长时间暴露于日光下。

☆ 尽量避免食用光敏性的水果或蔬菜，如柠檬、柑橘、芒果、灰菜、紫云英、雪菜、莴苣、荠菜等。

☆ 可使用医学护肤品保湿皮肤。晒伤发生的前4～6小时为进展期，出现红斑等晒伤症状后应迅速避光。

外 用 药 物

☆ 可外用3%硼酸溶液冷湿敷或2.5%吲哚美辛溶液外擦，及时外用保湿霜防止晒后脱皮。

☆ 疼痛明显者可口服非甾体类抗炎药镇痛（如布洛芬）。

☆ 对于出现水疱者及儿童晒伤者应大量补充水分。如水疱超过体表面积20%者，需及时就医。

你的皮肤是日光过敏了吗？

皮肤日光过敏通常发生在特定人群，女性多见，属于一种迟发性光变态反应，多发生在春夏季，常在日光照射后几小时或几天后发生，表现为曝光部位多形性皮疹，可有红斑、丘疹、水疱、脱屑、苔藓样变，常以某种皮疹为主。本病与日光、遗传、免疫、内分泌及代谢等因素有关。致病光谱可为长波紫外线（UVA）、中波紫外线（UVB）和可见光。

日光过敏怎么办？

减少户外活动避免强烈日晒是最好的防护方法，晴天外出时要戴宽檐帽、穿长袖衣服并且打伞，也可以使用防晒霜。注意日晒2～3小时、游泳或剧烈活动后需补涂防晒霜。

紫外线光疗就是模拟日光紫外线照射皮肤，在不激发皮疹的前提下，促使患者逐渐适应光的照射。

如果皮肤反应比较严重，在发作早期可以在医生指导下短时间口服小剂量的皮质类固醇、羟氯喹等药物治疗，但要避免长期使用。

风疙瘩（荨麻疹）

怎么得了风疙瘩（荨麻疹）？

荨麻疹俗称"风疙瘩"，是皮肤、黏膜因过敏反应引起小血管扩张及渗透性增加出现的一种局限性水肿反应。常表现为风团伴瘙痒，类似蚊子叮咬后的"大疙瘩"。

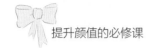
得了风疙瘩怎么治疗？

若想尽可能减少风疙瘩的反复发作，首先要有一个良好的心态去正确认识这种疾病，积极寻找自己每次发作的病因或诱因，避免相应刺激因素，如是否由药物、感染或慢性炎症、食物等因素诱发。若症状较轻，可外用炉甘石洗剂，口服抗组胺药物（如氯雷他定片）等对症治疗；若发作频繁或出现呼吸困难、腹痛腹泻等全身症状，需积极就医。

桃花癣（白色糠疹）

桃花癣是什么？

桃花癣，医学上称"白色糠疹"或"单纯糠疹"，可能与卵圆形糠秕孢子菌感染有关。多见于学龄前儿童的面部，主要表现为边界不清的色素减退斑，有少量鳞屑。

桃花癣需要治疗吗？

桃花癣一般无自觉症状，对身体无任何危害，且经数月或更长的时间可自行消退，通常不需要治疗，只需要经常涂润肤霜即可。

"鸡皮疙瘩"（毛发苔藓）

上臂外侧有扎手的"鸡皮疙瘩"是什么？该怎么治疗？

上臂外侧由许多密集的微小红色丘疹构成的"鸡皮疙瘩"，

医学上叫毛周角化或毛发苔藓。此病与遗传有关，尚无法根治。较轻者仅外用润肤剂或维A酸软膏即可获得缓解，但很有可能复发。较重者可在医生的指导下口服维A酸类药物。

如何治疗"鸡皮疙瘩"合并面部毛囊性红斑黑变病？

上臂外侧有扎手的"鸡皮疙瘩"的病人常常合并面部毛囊性红斑黑变病。这类病多发生在青年人或中年男性。在双侧耳部前向耳下、耳后及颈侧部延伸呈现大面积的对称性淡褐色至褐红色斑，间有散在性毛囊性丘疹和毛细血管扩张。局部无萎缩或瘢痕。本病治疗困难，可以使用强脉冲光或染料激光去除毛细血管扩张，减轻红斑。

妊娠纹

屁股和大腿怎么长了妊娠纹？

妊娠纹是膨胀纹的一种，是人体在怀孕、健身、体重骤增或短期内身高迅速长高过程中出现的皮肤纤维断裂现象，早期为暗红或紫红色条纹，后期呈现白色或银色。常见于腹部、大腿内外侧、臀部等。膨胀纹可以随着时间慢慢变淡，对身体也没有危害。但是因为妊娠纹不能自然消退，而会影响美观。

这些因素都可导致妊娠纹

妊娠纹，又称为"膨胀纹"，形成的原因主要有以下几点：

☆ 妊娠期间肾上腺分泌糖皮质激素增多，使皮肤纤维脆性增加。

☆ 有一定的遗传因素，若母亲有妊娠纹，其女儿出现的概率

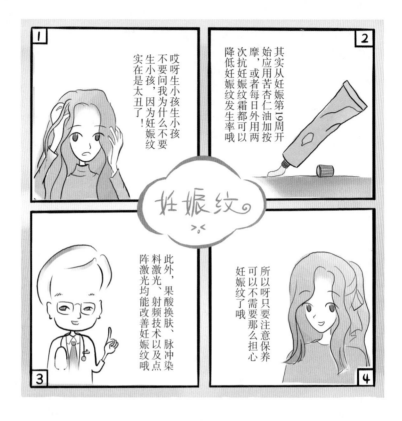

会增加。

✿ 如果平时运动量少，皮肤弹性差，突然剧烈运动时易致皮肤纤维断裂。

✿ 此外肥胖、体重指数过高的人容易出现本病。

因此，我们可以看出减轻体重、缓慢地逐渐增加运动量、适度运动均可减少妊娠纹的发生。

如何预防和治疗妊娠纹？

从妊娠第19周开始应用苦杏仁油加按摩可以降低妊娠纹发生率；每日外用两次抗妊娠纹霜也可以降低其严重程度。外用维A酸、橄榄油可能有效。但需注意这些产品是否在孕妇和哺乳期可使用！不能含酒精、激素、重金属成分，并通过医学皮肤安全测试。果酸换肤可以改善表皮层的色泽、厚度而淡化妊娠纹。脉冲染料激光、射频技术以及点阵激光均能诱发新的胶原生成，从而改善膨胀纹的外观。

眼皮长的小颗粒小疙瘩

下眼皮长的小颗粒是什么？

常见于下眼皮的小颗粒多为汗管瘤或粟丘疹。

✿ 汗管瘤：是源于汗腺的较小的良性肿瘤，表现为多发、分散性、直径在2～4mm的肤色丘疹，有些人有家族史，表明发病与遗传有关，为改善美观局部可采用电解或二氧化碳激光治疗。

✿ 粟丘疹：是一种起源于表皮或皮肤附属器上皮的潴留性囊肿，多数呈乳白色或黄色，可到医院皮肤科进行挑粟丘疹术治疗。

眼皮上长的黄色的小疙瘩是什么？

眼皮上长的黄色的小疙瘩医学上称睑黄瘤。睑黄瘤是发生于眼睑皮肤的淡黄色柔软皮肤肿块，呈扁平疣状，一般无自觉症状，不能自行消退，是常见于上眼皮内侧的"黄色小疙瘩"。约有50％的睑黄瘤患者伴有血脂异常。临床上通常采用液氮冷冻治疗或激光治疗。

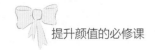
口周皮炎

口周皮炎总是反反复复，如何进行日常护理？

口周皮炎常表现为口唇周围红斑基础上丘疹或丘疱疹。本病时常反复，若做好基础工作可减少其复发。平时尝试仅用清水清洁皮肤，避免使用糖皮质激素、含氟牙膏、阻塞毛孔的化妆品等刺激皮肤。进食时注意尽可能不要接触皮疹处。

皮肤科医生怎么治疗口周皮炎？

治疗口周皮炎应注意：如已使用糖皮质激素，应逐渐过渡为较温和、低效价的糖皮质激素（如1%氢化可的松），用药数周以使其慢慢减量至停药。病情较轻的患者视情况可外用钙调磷脂酶抑制剂（如他克莫司、吡美莫司）、红霉素或甲硝唑，较重者需及时就诊，可口服合适的抗生素，主要选择米诺环素、多西环素或红霉素。

接触性唇炎

唇部不能耐受唇膏，是得了接触性唇炎吗？

有些人用了唇膏后，出现唇部的发红、干燥、脱屑、裂隙、水肿、瘙痒和烧灼感。这便是"接触性唇炎"，是由于身体对唇膏中的某种成分过敏而引起的。另外也有一些人尽管停用了唇膏还会继续发生唇炎，很难查到致病原因。

得了接触性唇炎，需要注意哪些事项？

得了接触性唇炎的朋友平时需要注意：

- 不能舔嘴唇，尤其是教育好儿童要避免此动作。
- 在寒冷、风大的季节外出时注意戴上口罩，防止唇黏膜受损。
- 口红、润唇膏、防晒剂、化妆品、牙膏和漱口水等可能含刺激物，若用后唇部不适一定要避免使用。换用无色无味的润唇膏（所谓医学护肤品），发生刺激和过敏的机会会减少。
- 进食时尽可能减少食物的接触。
- 最好去医院进行斑贴试验，查明致敏物。

汗斑（花斑癣）

汗斑（花斑癣）总是反反复复，日常该怎么办？

汗斑，医学称花斑癣，是因皮肤浅表真菌（马拉色菌）感染皮肤角质层引起的一种浅表真菌病。特点是无明显自觉不适症状。皮疹好发生在胸部，背部，上臂，腋下等处。为孤立或者融合性的色素减退或色素沉着斑，表面有少量糠秕状的细屑。暴露于湿热天气、多汗和局部皮肤油剂的使用为可能的外界诱发因素，避免这些因素可减少汗斑的反复。

如何有效治疗汗斑？

治疗花斑癣首选外用抗真菌药物，如酮康唑软膏等，一般一日 1 ～ 2 次连用 2 周。也可选择二硫化硒洗剂，我们常用的

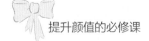

是香波剂型，一日一次，连用1周。涂抹在皮疹表面停留10分钟左右将其洗净。严重者可以口服伊曲康唑等抗真菌药物治疗。但需注意，成功治疗后皮肤色素改变通常仍会存在相当长时间，可能需要数月才能恢复正常。

湿疹

湿疹为什么总反复？

湿疹是一种慢性、瘙痒性、炎症性皮肤病，常反复发作，部分人属于"遗传性特应性湿疹"，经常反复发作持续多年，无法根治，但可以通过改变自身的思想和行为而减少本病的复发。

得了湿疹该怎么治疗呢？

湿疹的治疗涉及方方面面，需要注意的包括心理、日常生活、皮肤护理等。具体如下：

- 首先一定要保持良好的心态，不能有过重的思想负担，否则会加重皮疹。
- 在日常生活中，注意避免接触可能导致当前皮疹或引起过敏的刺激物，常见的比如肥皂、清洁剂、香水或化妆品、某些珠宝饰品中的金属、植物等。
- 做好皮肤保湿，修复皮肤屏障功能是治疗的基础，所以使用保湿霜很重要。
- 出现渗出时，可外用3%硼酸水湿敷：用6 ～ 8层纱布，蘸取硼酸水致恰好不能滴下水的湿度，敷在皮疹处10 ～ 15分钟，每日2 ～ 3次，至渗出停止。

✿ 避免搔抓、过度清洗、热水烫，否则会出现"痒—抓—更痒—抓"的恶性循环。早期可采用炉甘石洗剂、氧化锌软膏或钙调磷脂酶抑制剂等对症治疗，如果仍无法缓解或出现恶化，必须及时就诊，在医生的指导下正确外用糖皮质激素药膏。

手部湿疹平时如何护理？

手部湿疹多数是接触致敏或刺激物质引起的，因此防护的关键是查找并避免再次接触这些物质，然后在此基础上采用有效的治疗措施，可以实现控制湿疹、防止复发的目的。

✿ 避免接触刺激物和过敏原。常见的刺激物有肥皂和洗涤剂、外用药物、橡胶或塑料手套、化妆品与染发护发用品、金属工具、木材、玻璃纤维、植物以及灰尘或沙土等。

✿ 洗手时应使用不含芳香剂的洗涤产品以温水洗手，之后应轻轻擦干，吸去指间的多余水分，干后立即涂抹油性较大的护手霜。注意在手部没有弄脏的情况下不可过度、反复多次洗手。

✿ 做饭、洗碗、洗衣服等家务时记得戴上手套，先戴上纯棉手套、再戴上防水的橡胶手套。

✿ 药物治疗方面，轻度手部湿疹可外用强效或超强效糖皮质激素，每日涂 1～2 次，持续 2～4 周，同时应配合多次涂抹护手霜。缓解之后，可改为隔日涂或周末涂，维持治疗以防止复发，可持续数月。若复发，则再次每日外用皮质类固醇。但不宜长期持续使用糖皮质激素类药物，可选择他克莫司或吡美莫司替代。严重时一定要去医院就诊。

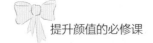
"缠腰龙"（带状疱疹）

什么是"缠腰龙"（带状疱疹）？

"缠腰龙"在医学上称为带状疱疹，是由水痘-带状疱疹病毒引起的复发性感染，病毒最初通过呼吸道黏膜进入人体，在皮肤上出现水痘或呈隐匿性感染，此后病毒长期潜伏于脊髓后根神经节或脑神经的神经元细胞中，当机体免疫功能下降时，病毒再度激活，沿着周围神经纤维诱发带状疱疹。带状疱疹表现为沿周围神经走行的带状分布的聚集性水疱，伴有明显的神经痛为特征。

"缠腰龙"（带状疱疹）一定会留后遗神经痛吗？

带状疱疹，俗称"缠腰龙"，其后遗症主要是带状疱疹后遗神经痛，为"缠腰龙"发作后的 1～4 个月出现，或皮肤水疱消退后立即出现的疼痛。10%～15% 的带状疱疹患者会发生此种疼痛，在年龄大于 50 岁、就诊时皮疹较重或发疹前有全身不适症状的人更容易发生。另外，在皮疹发作早期（最好 72 小时内）给予系统性抗病毒药物治疗，可预防后遗症的发生。

缠腰龙的后遗神经痛怎么办？

治疗缠腰龙，通常需在专业医师指导下口服药物，如三环类抗抑郁药、抗癫痫药（加巴喷丁和普瑞巴林）、阿片类药物等具有良好的止痛效果，联合维生素 B_1 和甲钴胺片营养神经，还可以配合局部外用利多卡因乳膏或辣椒素软膏缓解局部疼痛。

为缓解疼痛我们可以试着放松精神和身体，如进行深呼吸锻炼，尝试进行活动并逐渐增加活动量。

黑变病

黑变病是怎么回事？

黑变病是一种色素障碍性皮肤病。通常先有轻微的红斑和瘙痒，逐渐发生弥漫性或网状色素沉着过度，可呈现褐色、灰褐色或蓝灰色。其发病原因可能为反复接触某种化学品或者化妆品，使得皮肤对紫外线更加敏感，在体内缺乏维生素B的基础上暴露于日光导致发病。

怎么患上了职业黑变病？

职业黑变病是由于工作中长期接触沥青、煤焦油、石油类产品而致皮肤慢性炎症，最终发生皮肤色素沉着。是常见的职业性皮肤病之一。引起职业性黑变病的外在致病因素包括煤焦油、石油及分馏产品；橡胶添加剂及橡胶制品；某些染料、颜料及其中间体。其中只有少数人发病，因此患者的内在因素与本病发病有关，包括内分泌和神经精神因素等。

黑变病如何治疗及护理？

（1）注意了解认识可能引起黑变病的外在诱因，特别是生活和工作中接触的煤焦油、石油及分馏产品；橡胶添加剂及橡胶制品；某些染料、颜料及其中间体等化学类物质。加强职业防护，避免接触致病物。特别是接触沥青的工人发生黑变病较

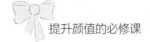

多，除了穿戴防护用具外，尽量在夜间及阴天搬运沥青及其制品。同时可在暴露部位皮肤上涂擦具有防光作用的防护剂。

（2）皮损发作的急性期应停止接触，避免日晒。按急性皮炎湿疹治疗皮肤病，可以用3%硼酸水溶液湿敷，外擦氧化锌油、外涂皮质激素药膏控制炎症等。全身症状重者可服用皮质类固醇激素及抗组胺药物。

（3）色素沉着期的治疗比较漫长困难，维生素C有抑制黑素细胞生成的作用，可给予大量维生素C静脉滴注，并可配合多种维生素治疗。局部皮损可外用2%～3%氢醌霜和0.1%维A酸膏等。另外，也可以试用氨甲环酸口服。

瘢痕疙瘩

瘢痕疙瘩是什么？

瘢痕疙瘩是继发于皮肤外伤或自发形成和过度生长的病理性瘢痕组织，其特点包括病变超过原有皮损范围、向外侵袭的持续性生长，可呈结节状、条索状或片状肿块。瘢痕疙瘩好发于耳部、下颌、前胸、肩胛、外阴等部位，有遗传倾向，同时具有治疗抵抗和疗后高复发率的特征，给瘢痕疙瘩体质的患者带来痛苦。

长了瘢痕疙瘩怎么办？

常见治疗瘢痕疙瘩方法包括：皮质类固醇激素及5-氟尿嘧啶局部注射，但需要反复多次注射，通常一个月注射一次；手术切除需联合局部放疗，有助于防止瘢痕疙瘩复发。

为最大程度减少瘢痕疙瘩形成，在伤口愈合的早期阶段可使用硅凝胶加压覆盖。需要注意的是，瘢痕疙瘩在治疗后复发很常见。临床上医生常常采用多种方法联合治疗提高疗效和减少复发。

皮肤肿瘤

皮肤上会长肿瘤吗？

皮肤上会长肿瘤，而且肿瘤的种类很多，但是大多数是良性肿瘤。有经验的皮肤科医生仅仅根据临床表现和病史即可做出诊断。如果病变诊断不清楚，则需要通过病理检查来确诊。常见的皮肤良性肿瘤有皮赘、皮肤纤维瘤、脂溢性角化（老年斑）、表皮样囊肿、脂肪瘤、色素痣等。有时也会出现皮肤恶性肿瘤，如皮肤基底细胞癌（最常见的皮肤恶性肿瘤）、鳞状细胞癌、黑色素瘤等。

常见的皮肤良性肿瘤有哪些？

皮肤各层结构均可发生良性肿瘤，常见的有以下这些。

☆ 皮肤真皮肿瘤：皮赘、皮肤纤维瘤。

☆ 表皮肿瘤：老年斑。

☆ 附属器肿瘤：表皮样囊肿、毛发囊肿、毳毛囊肿。

☆ 血管性肿瘤：樱桃状血管瘤、化脓性肉芽肿。

☆ 黑素细胞增殖引起的：色素痣、日光性雀斑样痣。

☆ 皮下脂肪肿瘤：脂肪瘤、血管脂肪瘤。

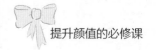

皮肤良性肿瘤是否会恶变？是否需要治疗？

皮肤良性肿瘤多种多样，大多可以通过手术切除或激光彻底去除。仅少数有恶变可能，如发生在手足摩擦部位的色素痣、个别汗腺瘤等，需密切注意肿瘤变化情况，必要时手术切除。

（吕嘉琪　向以魁）

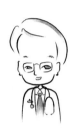

第三讲

美肤升级
——应用药物与医疗技术
打造完美肌肤

讲解分为两个部分：皮肤科所用的治疗药物和治疗技术。

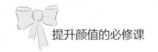

治疗药物篇

　　介绍皮肤科常用的药物包括：激素类药物、抗过敏药、维Ａ酸类药物、维生素类药物、抗生素类药物等，这些药物如何应用于各类皮肤病、如何避免或减少药物副作用等。

糖皮质激素类药物

激素类（糖皮质激素）药膏到底能不能用？

　　糖皮质激素具有抗炎、免疫抑制等作用，对于急性病症如接触性皮炎、湿疹等及时应用糖皮质激素软膏可有效地缓解疾病导致的瘙痒感，同时可较快地使皮损缓解，对于疾病的治疗作用不可替代，短期内应用不会产生不良反应。因此，糖皮质激素类药膏可以使用。

激素类药膏用来治疗什么病？

　　激素类药膏可用来治疗急性接触性皮炎、特应性皮炎、湿疹、神经性皮炎、虫咬皮炎、日晒伤、红斑狼疮等多种皮肤问题，具有较好的效果。

使用激素类药膏后，可能有哪些副作用呢？

　　长期外用糖皮质激素可引起局部皮肤萎缩、毛细血管扩张、色素异常等，也可继发引起痤疮、毛囊炎、真菌感染、激素依赖性皮炎等，对于某些特殊部位（如面部、乳房、腋下、外生殖器等），由于皮肤的结构相对特殊或皮肤薄嫩对激素的吸收能力较强，使用时应避免大量应用。在长期使用糖皮质激素的过程中，若不适当的停药或减量过快，有可能导致病情反复。

使用激素类药膏产生的副作用，该如何减轻或避免？

使用激素类药膏一周控制病情后，应及时减量、逐渐减少使用次数至停药，或换用不含激素类药物替代治疗，切记不要盲目、长期、无规律使用激素类药膏。

口服的激素药（糖皮质激素）治疗哪些皮肤病？

在皮肤科治疗中，口服糖皮质激素是常用药物，具有抗炎、抗免疫、抗休克等作用。可以治疗多种重症疾病，例如：过敏性疾病中的急性荨麻疹、重症药疹；免疫性疾病中的系统性红斑狼疮、免疫性大疱病；还有皮肤血管炎等。

口服的激素药（糖皮质激素）有什么副作用？

长期口服激素药可导致微生物（病毒、细菌、真菌）感染、消化道损害（如消化道溃疡、穿孔、出血）、电解质代谢紊乱、骨质疏松、缺血性骨坏死，也可诱发或加重糖尿病、高血压、白内障这些基础疾病，大剂量口服者可引起库欣综合征（满月脸、向心性肥胖、痤疮、紫纹等表现）。在应用激素过程中，如果不适当停药或减量，可导致原发病反复或病情加重，因此口服激素药一定要在医嘱下进行，让专业的大夫对这些副作用进行预防、监控。

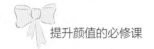

抗过敏药

抗过敏药有哪些？

常用的抗过敏药物主要是指组胺H_1受体拮抗剂，就是所谓的抗组胺药物。包括第一代和第二代抗过敏药，常用的一代抗过敏药主要包括氯苯那敏（扑尔敏）、苯海拉明、酮替芬，常用的二代抗过敏药主要包括非索非那定、氯雷他定、西替利嗪、咪唑斯汀、依巴斯汀等。

抗过敏药用来治疗什么皮肤病？

抗过敏药物在皮肤科主要用于治疗变态反应有关的皮肤病，如急慢性荨麻疹、接触性皮炎、湿疹、特应性皮炎等，以及治疗其他各种原因或疾病引起的瘙痒，如虫咬皮炎引起的皮肤红肿瘙痒、肝病引起的皮肤瘙痒等。

一代和二代抗过敏药有什么区别？

一代和二代抗过敏药都是H_1受体拮抗剂，对过敏性疾病均有一定的疗效。一代抗过敏药透过血脑屏障相对容易，因此容易导致嗜睡、困倦、乏力、注意力不集中等相应表现，部分可对黏膜、瞳孔、排尿有一定影响，因此一代抗过敏药不适合高空作业者、精细工作者、驾驶员、青光眼及前列腺肥大者；二代抗过敏药不易透过血脑屏障，不产生嗜睡，仅有轻微困倦反应，对身体其他功能影响很小，吸收较快作用时间较长，因此目前应用更广泛。

抗过敏药的副作用有哪些?

抗过敏药的副作用主要包括嗜睡、困倦、乏力,部分一代抗过敏药可引起黏膜干燥、排尿困难、瞳孔散大,个别抗组胺药物还对心脏有影响,特别是阿司咪唑和特非那定有引起扭转性心律失常的报道。

过敏时,可以自己选择过敏药服用吗?

发生过敏反应性疾病时首先应由医生面诊,确定哪种疾病,在医嘱下服用适合的抗过敏药以及合适的剂量,若盲目服用,则可导致病情反复或迁延不愈。举个例子,急性荨麻疹的患者常常自行服用抗过敏药物,皮疹稍微消退一点就自行停药,但两三天后又起皮疹,导致病情迁延,这样会带来更多的痛苦,因此过敏的时候不可以随便买一种吃。

性激素类药物

为什么服用性激素类药可以治疗痘痘?

炔雌醇环丙孕酮(达英 -35)、屈螺酮炔雌醇(优思明、优思悦)等为雌孕激素类药物,有一定的抗雄激素作用,通过对皮脂腺细胞受体的竞争性阻断,使睾酮不能与皮脂腺结合,从而抑制皮脂腺增大、减少皮脂腺分泌、毛囊管腔角化物堆积,因此服用此类药物后皮肤逐渐变得细腻,皮脂减少,炎症减轻至消失。

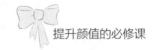

服用性激素类药治疗痘痘有什么副作用？会影响生育吗？

服用性激素类药治疗痘痘常见的副作用包括头晕、恶心呕吐、乳房胀痛等，这些副作用可以慢慢耐受并消失。此外，个别人还有可能发生静脉栓塞、血脂代谢异常和黄褐斑加重等。口服此类药物停药后可正常备孕，不影响生育。

抗雄激素类药物治疗痤疮、雄激素源性脱发，会有副作用吗？

抗雄激素类药物包括炔雌醇环丙孕酮（达英-35）、屈螺酮炔雌醇（优思明）、螺内酯、非那雄胺等，主要用于治疗痤疮、雄激素源性脱发。

达英-35、优思明的副作用主要有：头晕、恶心呕吐、乳房胀痛、栓塞、血脂代谢异常、黄褐斑。

螺内酯有轻度抗雄激素的作用，其主要的副作用有：高血钾、低钠血症、胃肠道反应、头痛、嗜睡、过敏反应等。

非那雄胺主要不良反应：性功能降低、睾丸疼痛、乳房不适、皮疹等。

维A酸类药物

维A酸类药物与维生素A有什么关系？

维A酸类药物是与天然维生素A的结构非常相似的人工合成的化合物，可调节上皮细胞的生长和分化、调节免疫和炎症过程，这类药物主要有全反式维A酸、异维A酸、阿维A酸、阿达帕林、他扎罗汀等，主要用于治疗痤疮、银屑病、鱼鳞病等。

维生素A属于脂溶性维生素的一种，存在于肝脏、血液、视网膜中，在皮肤表皮角化的过程中发挥重要作用，口服维生素A在皮肤科可用于治疗鱼鳞病、毛周角化症、皮肤干燥、维生素A缺乏病等。

维A酸治疗痤疮、银屑病、鱼鳞病等皮肤病时，有什么副作用吗？

维A酸主要用于治疗痤疮、银屑病、鱼鳞病、掌跖角化病、毛囊角化病等。

口服维A酸类药物：主要的副作用主要有致畸作用。此外，还可以引起个别人肝酶异常、血脂升高等，青春期前儿童大量口服这类药物可能会引起骨骼早期闭合而影响身体长高。所有口服这类药物的人都会发生皮肤黏膜干燥现象等。因此，无论男女口服维A酸类药物治疗疾病时都应特别注意避孕，以免引起胎儿畸形等严重后果。特别需要提醒的是口服此类药物须在医嘱下进行，切勿盲目服药。

外用维A酸类药物：主要的副作用包括灼热感、红斑及脱屑等。

治疗脚气、灰指甲的药物

脚气（足癣）、灰指甲（甲癣）外用药总是不好，可以口服药物吗？

可以口服，目前临床常用的治疗脚气、灰指甲的口服药物主要有伊曲康唑和特比萘芬。但此类药物可能会对肝、肾功有一定影响。因此，在服用前应做肝肾功化验检查，并在医生指导下服用，对于本身既有肝肾损害相关疾病时，应在医嘱下权衡利弊后选择可否服用。

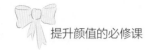

治疗脚气的口服药物需要吃多久？有副作用吗？

治疗脚气时抗真菌药物通常服用2周左右，对于角质层较厚的患者可适当延长用药。治疗脚气的口服药物主要副作用是对于肝功能的影响，因此慢性或活动性肝病患者应进行用药前肝功能评估。

治疗灰指甲的药需要吃多久？有副作用吗？

治疗灰指甲常采用伊曲康唑冲击疗法，服用一周后停三周，为一疗程，常需3～4个疗程，可根据病情进行相应调整。也可以连续服用特比萘芬3～4个月，取得满意的疗效。

这两种抗真菌药物的副作用类似，主要是对肝肾功能的影响。因此，需要在医生指导下服药治疗。

维生素类药物

维生素有哪些？不同的维生素分别有什么作用？

维生素主要包括维生素A、B、C、D、E等。

✿ 维生素A：主要功能包括维持视觉、促进生长发育、调节皮肤角化、维持皮肤组织的正常功能，调节免疫。维生素A的前体物质是β-胡萝卜素，可吸收360～600nm的可见光，抑制光照后产生的自由基，具有光屏障作用。

✿ 维生素B：包含多种成员，如维生素B_1、维生素B_2、维生素B_3（又名烟酸）、维生素B_9（又名叶酸）、维生素B_{12}等，维生素B_1参与人体的正常新陈代谢及维持神经系统的正常功能，维生素B_2参与能量代谢、促进发育、增进视力，

维生素 B_3 即烟酸可在体内转化为烟酰胺，有扩张血管的作用，叶酸为 DNA 的合成提供原料，维生素 B_{12} 参与红细胞的形成，也是体内多种代谢的辅酶。

✿ 维生素 C：又称抗坏血酸，可降低毛细血管的通透性，也可帮助人体完成氧化还原反应，参与色素代谢的平衡，可用于多种疾病（如过敏性皮肤病、炎症性皮肤病、黄褐斑等）的辅助治疗。

✿ 维生素 D：主要的功能是帮助人体吸收钙和磷，帮助骨骼合成，人体内维生素 D 的合成跟晒太阳有关。

✿ 维生素 E：有抗氧化、维持毛细血管完整、改善周围循环等作用。

你还在坚持补充维生素吗？

维生素是人体代谢中必不可少的物质，但人体对维生素的需要量很小，日需要量常以毫克或微克计算，且一般日常饮食供给的维生素已足够身体所需。只有当身体出现某些疾病（如卟啉病、维生素 A 缺乏症、夜盲症、带状疱疹后遗神经痛等）或特殊时期（如怀孕）时才需人工补充维生素。

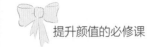
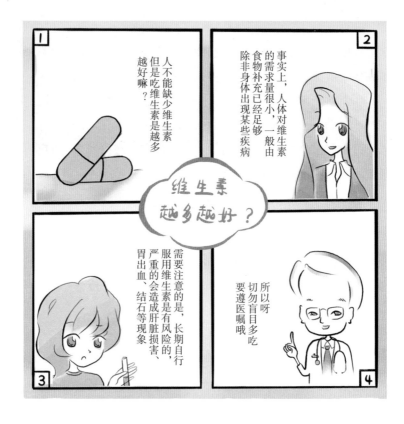

自行服用维生素可能掉入哪些"坑"?

长期自行服用维生素并不是绝对安全,如长期服用维生素A应注意肝脏损害,成人连续几个月每天摄取5万国际单位(IU)以上会引起中毒现象,长期服用β-胡萝卜素可发生皮肤黄染,服用维生素C较多时可导致腹泻、胃出血、结石、痛风等。因此,吃维生素一定要结合身体情况,切勿盲目多吃,多吃未必有益,最好经专业医生面诊后口服。

氨甲环酸

止血药氨甲环酸能治疗黄褐斑吗？

氨甲环酸，别名传明酸，用于治疗黄褐斑已经有三十多年历史。氨甲环酸是一种抗纤溶止血药物，主要用于出血性疾病的止血治疗。而对于黄褐斑的治疗也有显著效果，在黄褐斑的治疗中近年来逐渐被广泛应用。

氨甲环酸为什么可以用于治疗黄褐斑？

细心的人仔细看过药品说明书后会疑惑，氨甲环酸说明书上只是用于止血并没有说明其能够治疗黄褐斑，那我们到底能不能吃呢？氨甲环酸治疗黄褐斑的机制与酪氨酸酶相关，氨甲环酸可以直接与酪氨酸竞争，干扰酪氨酸酶的作用，也可能是通过抑制纤溶酶原 - 纤溶系统，干扰黑色素细胞和角化形成细胞的相互作用，降低酪氨酸酶活性，从而抑制黑色素形成，达到治疗黄褐斑的作用。

氨甲环酸治疗黄褐斑安全吗？

氨甲环酸治疗黄褐斑一般为小剂量维持治疗，其作为止血剂常用的口服剂量为 3 克 / 天，而治疗黄褐斑时通常为 0.5 ～ 0.75 克 / 天。因此，服用氨甲环酸治疗黄褐斑是一种安全的治疗方式。

国内报道氨甲环酸最常见的不良反应是轻度胃肠道不适和月经量减少。胃肠道反应可通过餐后服用缓解，月经量减少可在经期停用缓解。对于原有月经量过多患者经期不必停服，因

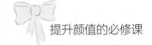

为氨甲环酸是美国食品药品管理局（FDA）批准用于治疗月经量过多的药物，是目前治疗月经量过多最有效而且安全的药物之一。

服用氨甲环酸时需注意什么？

服用氨甲环酸时，需注意的是：建议不要与避孕药同时使用，避免增加血栓、中风和心脏病的风险。

氨甲环酸的禁忌证包括：孕妇及哺乳期妇女、有血栓史患者（脑血栓、心肌梗死、血栓性静脉炎等）、有消耗性凝血障碍者，以及口服氨甲环酸效果不佳者。其他不适者，如对疗效期望值过高以及不能配合治疗者。

抗生素类药物

青霉素主要治疗哪些皮肤病？

青霉素：主要用于治疗革兰阳性菌的感染（如疖、痈、丹毒、蜂窝织炎）和梅毒，耐酶青霉素（如苯唑西林钠等）：主要用于耐药性金黄色葡萄球菌感染。青霉素类药物使用前应做皮试。

口服米诺环素、多西环素主要治疗哪些皮肤病？

米诺环素、多西环素：都属于四环素类抗生素。主要用于痤疮，对淋病、生殖道衣原体感染也有效，儿童长期应用四环素可使牙齿黄染，少数服用米诺环素者可引起眩晕。

口服红霉素主要治疗哪些皮肤病?

红霉素：属于大环内酯类抗生素。主要用于治疗需氧革兰阳性和革兰阴性细菌感染，可用于治疗链球菌、金黄色葡萄球菌等各种敏感菌所致的疾病，尤其适用于对青霉素过敏者，如脓疱疮、毛囊炎、疖、痈、蜂窝织炎、丹毒，以及梅毒、淋病、非淋菌性尿道炎等。最常见的副作用为恶心、腹泻等胃肠道反应。

外用抗生素可治疗哪些皮肤病?

外用抗生素可用于一些感染性皮肤病，如脓疱疮、疖肿、甲沟炎、毛囊炎、痤疮等的治疗。常用的外用抗生素有以下几类。

✿ **夫西地酸**：主要用于治疗革兰阳性球菌引起的皮肤感染，如脓疱疮、疖肿、甲沟炎、毛囊炎、痤疮、湿疹合并感染等感染性皮肤病。

✿ **莫匹罗星、多黏菌素B**：主要用于治疗革兰阳性球菌引起的皮肤感染，脓疱疮、疖肿、毛囊炎、皮肤感染、湿疹合并感染等感染性皮肤病。

✿ **红霉素**：主要对细菌感染性皮肤病、痤疮。

✿ **克林霉素**：主要特点是抑制痤疮丙酸杆菌，用于治疗痤疮。

✿ **甲硝唑**：有抗革兰阴性和阳性厌氧菌的作用，在皮肤科主要用于治疗痤疮和酒渣鼻。

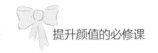

治疗技术篇

　　介绍皮肤科常用治疗技术，包括冷冻治疗各种皮肤疣，光动力治疗痤疮、瘢痕等，果酸换肤、水光针、光子嫩肤等在医学皮肤美容方面的应用，射频微针治疗腋臭，激光脱毛，激光祛斑，激光治疗痘坑，激光改善毛孔粗大、妊娠纹，超声治疗改善皮肤松弛，瘦脸针，除皱针，玻尿酸填充等。

冷冻治疗

冷冻治疗是什么？

　　冷冻治疗是一种皮肤科常用的治疗方式，目前主要使用液氮进行冷冻治疗。是利用液氮的低温（-196℃）作用于病变组织，使细胞内外形成冰晶，从而使病变组织变性、坏死、脱落达到治疗目的。

皮肤良性增生肿物可采用冷冻治疗吗？恶性皮肤肿瘤呢？

　　冷冻治疗可以用于治疗皮肤良性增生肿物，比如各种疣（寻常疣、扁平疣、尖锐湿疣等）、结节痒疹、疥疮结节等，以及一些癌前期病变，如日光性角化等。

　　对于恶性皮肤肿瘤还是建议采取手术等其他治疗方式彻底清除。

做完冷冻治疗后，你都要注意些什么？

做完冷冻治疗后局部组织疼痛 1～2 天可自行好转，创面要保持清洁、干燥，尽量 3～5 天不沾水，让结痂自然干燥脱落，不能用手撕痂或抠痂；当局部出现水疱或大疱时，如果疱液过多可以用无菌注射器抽出疱液，但不要剪除疱壁以免造成感染，水疱一般 7～10 天可自行吸收好转。如果一次治疗皮损未愈，2 周左右痂皮脱落后可行再次冷冻治疗。

如何减轻冷冻治疗后的副作用呢？

冷冻治疗后局部会有色素沉着，尤其面颈部，可能会影响美观，这种炎症后色素沉着一般 2～6 个月可自行消退。为减轻色素沉重，冷冻治疗后，平时需注意避免日晒。

光动力治疗

什么是光动力治疗？可以治疗哪些皮肤疾病？

光动力治疗是应用外源性光敏物质联合特定波长光源，通过光化学与光生物学反应选择性作用于皮肤组织，来达到治疗目的。

光动力可以治疗许多非肿瘤性皮肤病，比如痤疮、鲜红斑痣、尖锐湿疣、瘢痕、肛门生殖器人乳头瘤病毒（HPV）感染等，以及一些癌前疾病及皮肤肿瘤，如日光性角化、基底细胞癌等。随着光敏剂的不断研发，其适应证也在逐渐扩大。

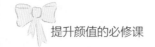

光动力治疗适用于什么样的痤疮?

光动力治疗可以通过直接杀灭痤疮丙酸杆菌、减少皮脂腺分泌、改善毛囊口角化过度及控制炎症反应4个方面同时作用来治疗痤疮,其对于中重度痤疮疗效显著,尤其对于炎症囊肿性痤疮疗效卓越。

光动力治疗与单纯红蓝光比较有何优势?

单纯红蓝光治疗是指单纯利用不同波长的高频率光谱照射达到不同的治疗目的。蓝光主要针对痤疮丙酸杆菌,起到消炎、抗菌作用;红光能穿透皮肤表皮促进真皮胶原蛋白生成,有利于抑制痤疮瘢痕形成。

光动力治疗与单纯红蓝光治疗不同,需要先外用光敏剂后再经过特定波长的光照射,主要是通过光化学作用来治疗皮肤问题,光敏剂的作用能很大程度上放大光疗的功效,其疗效可提高一倍以上。

光动力治疗痤疮可能有哪些副作用? 该如何应对?

- 疼痛:国内光动力治疗痤疮多采用光敏剂5-氨基酮戊酸外用,治疗后当天会出现局部红肿疼痛感,一般1 ～ 3天可自行缓解,疼痛感明显者可局部冷敷或冷喷对症处理。

- 避光:光动力治疗后需严格避光48小时,尽量避免外出及坐到窗口旁边。

- 干燥:治疗后2 ～ 5天如出现皮肤干燥脱屑,可局部外用保湿剂。

- 一过性痤疮加重:部分患者治疗后1周左右会出现反应性痤疮,这种一过性痤疮加重现象,是光动力治疗后常见的反应，无须紧张，可局部外用夫西地酸等抗生素药膏对症治疗，反应性痤疮严重者往往治疗效果更好。

❀ **暂时性色素沉着**：一部分患者治疗后出现暂时性色素沉着，需注意防晒，外出时需涂抹防晒霜，戴遮阳帽，以免色沉加重，色素沉着可自行缓解。

果酸换肤

果酸换肤可以祛斑吗？

果酸换肤属于化学换肤的一种。果酸是由水果、酸奶等中提取的各种有机酸。果酸作用于皮肤表层，可促使角质层脱落，加速表皮细胞新陈代谢。所以果酸换肤能加速表皮黑素颗粒脱落，起到美白作用，但是由于各种色斑成因不同，并不是对所有面部色斑都有效。果酸治疗对于黄褐斑、炎症后色素沉着（比如痘印）可有明显改善作用。

果酸换肤后可能有什么副作用？

果酸换肤是一种可控的浅表性化学换肤，对角质层调节具有双向作用，促进表皮老化的角质形成细胞脱落同时又具有调节角化和抗角化不全的作用，对于真皮能促进真皮内黏多糖生成及弹性纤维增生，从而增加真皮厚度。果酸不会引起皮肤过敏及皮肤敏感，因为果酸分子量小不具备构成抗原的条件，但可能引起皮肤刺激性反应，所以在专业医师操作下的果酸换肤才是安全的。

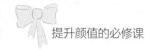

果酸换肤治疗后，务必仔细护肤

果酸换肤治疗后需要注意防晒，一周内不要使用磨砂洗面奶、含酒精的爽肤水等刺激性产品，防止皮肤刺激性反应。如果治疗后出现皮肤局部发红结痂等现象，建议使用医学修复面膜和保湿润肤产品。

治疗瘢痕疙瘩的技术

瘢痕疙瘩打"封闭针"效果怎么样？

瘢痕疙瘩是由瘢痕组织过度增生所致，治疗所用的局部注射的"封闭针"就是皮质类固醇激素类药物，这类药物局部注射可抑制炎症反应及毛细血管增生，使过度增生的瘢痕组织萎缩，同时能止痒止痛。封闭治疗对于较小的瘢痕疙瘩疗效显著。

由于用于局部封闭注射的药物采用混悬液制剂，注射后不容易全身吸收扩散，主要在瘢痕内发挥作用，因此需要一个月左右注射一次，并不产生明显的全身副作用。

瘢痕疙瘩为什么不能单纯手术切除？

对于较大的瘢痕疙瘩，手术切除是比较直接快速的方法，但是单纯手术切除后可能刺激瘢痕增生，复发非常常见。医生严格的减张和精准美容缝合能减少瘢痕疙瘩复发，但是，术后还要联合放射治疗最大限度地减少复发可能性，比如浅部 X 线照射治疗等。

紫外线治疗

紫外线照射治疗哪些疾病？效果如何？

紫外线治疗是一种利用人工光源长波紫外线（UVA）、中波紫外线（UVB）及 308nm UVB、窄谱 UVB（NB-UVB）、UVA1 等光谱照射来治疗皮肤疾病的方法。紫外线治疗具有杀菌、促进伤口愈合、促进色素沉着、调节皮肤细胞免疫、促进维生素 D 合成等作用。紫外线治疗每周需 1 ～ 3 次，治疗过程中照射剂量逐渐增加。

紫外线治疗可用于治疗银屑病、白癜风、玫瑰糠疹、湿疹、神经性皮炎、掌跖脓疱病、副银屑病等皮肤疾病，疗效确切。

紫外线治疗有什么副作用？会导致皮肤肿瘤吗？

紫外线治疗最常见的副作用是与照射剂量相关引起的局部皮肤红斑、水疱、疼痛等类似晒伤的症状。如果出现水疱可暂停治疗，待水疱消退后再继续治疗。反复多次治疗会出现皮肤干燥、色素沉着、瘙痒等症状。

按照正规疗程、足够的治疗间歇进行紫外线治疗，不无限增加照射剂量，这样引起皮肤肿瘤的风险非常小，不必担心。

水光针注射

想改善皱纹、皮肤老化？可以考虑水光针注射

注射水光针属于医疗美容范畴，是借助负压技术，通过多

根细小针头将透明质酸、肉毒素、谷胱甘肽等高效美容成分直接注入皮肤真皮浅层，达到美容效果。通常一次注射水光针维持时间不超过3个月。注射后，皮肤饱满水润、弹性十足，可以改善皱纹、皮肤老化等问题。

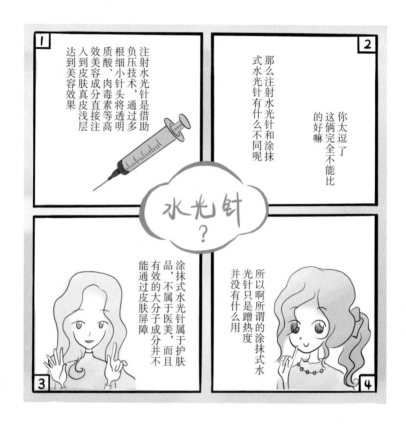

你还在相信"涂抹式水光"吗？

现在，网上出现所谓"涂抹式水光"概念，这些涂抹式水光产品配方与注射水光完全不是一个级别，前者属于护肤品类，仅能外用于皮肤，不能直接注射入真皮。而且透明质酸、胶原蛋白这些大分子物质成分不可能透过正常皮肤屏障系统进入真皮，过量反复涂抹还可能引起皮肤过敏等局部不适反应。涂抹式水光卖的不是涂抹的创意，其实是想借"水光"两个字火一把而已。

光子嫩肤

光子嫩肤可以使皮肤变白吗？

光子嫩肤是一种无创性光电治疗技术，基于选择性光热作用原理利用强脉冲光作用于皮肤较深组织，光能被皮肤中的色素及血红素优先选择性吸收，使色素颗粒破坏分解及小血管凝固，同时可使皮肤胶原纤维和弹性纤维重新排列与刺激再生。因此可以改善皮肤色素、血管及皮肤老化等问题。当然可以作为皮肤美白的治疗手段。

光子嫩肤治疗有副作用吗？

光子嫩肤治疗过程中会有疼痛感，但完全可以忍受，疗后几乎不影响上班，无须休息。疗后需注意防晒、保湿。光子嫩肤治疗色素性皮肤问题时，治疗后会有"返黑期"，一周左右可以恢复。光子嫩肤治疗应根据个人皮肤的特性在能量、脉宽、脉冲等方面进行调整，需要经过正规培训的医生操作，正规的医疗设备与规范的治疗操作不会使皮肤变薄或变敏感等。

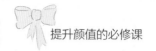

射频微针治疗腋臭

射频微针治疗腋臭的效果好不好？

射频微针是通过微针刺入皮肤真皮，在针尖处发射射频能量，将能量集中作用于汗腺组织破坏汗腺而达到精准治疗的目的。这样可以降低腋下排汗，有效改善和减轻腋窝异味。

射频微针治疗腋臭有风险吗？

虽然射频微针治疗腋臭效果没有手术方法彻底，但也是目前治疗腋臭的一种方便、安全、有效的方法。此外，射频微针治疗后没有手术切口及永久瘢痕，也无须额外休息。

激光脱毛

激光脱毛是永久性的吗？

激光脱毛是基于选择性光热作用原理，特定波长激光被毛囊中的黑色素选择性吸收，毛囊凝固坏死，使毛发不再生长，经过多次治疗可以达到"永久脱毛"的效果。

激光脱毛需要脱几次？

人体毛发一部分处于生长期，另外一部分处于退行期或休止期。激光脱毛主要是作用于生长期的毛发，只有在退行期和休止期的毛发自然进入生长期才能被激光破坏。因此，需要每个月治疗一次，一般要经过 3 ～ 8 次治疗才可达到基本脱除的效果。此外，越是毛发较细较稀的部位吸收激光越少，需要治疗的次数也随之增多。

激光脱毛会影响出汗吗？有哪些风险？

激光脱毛是激光选择性作用于毛囊中的黑色素颗粒的结果，而对于无黑色素颗粒的汗腺组织没有影响，因此激光脱毛不影响出汗，这个问题完全不必担心。

激光脱毛仅有轻度疼痛感，激光脱毛后需注意防晒、保湿，皮肤恢复后就可以自然生活工作。当然这安全有效的治疗需要专业的医生使用高品质专业设备进行操作，完全可以避免操作不当引起的皮肤灼伤等问题。

激光祛斑

脸上有老年斑可以用什么激光治疗？

激光是治疗老年斑的一种非常安全、有效的方法。对于增生性老年斑，可以选择超脉冲二氧化碳激光将皮损去除；对于单纯色素性老年斑，可以选择调Q开关532nm、755nm或1064nm波长选择性作用于色素的激光进行治疗，疗效确切，也很安全。

皮秒激光和调Q激光相比有什么优势？

皮秒激光是近几年出现的新型激光技术，皮秒主要是指其具有脉宽非常短达到皮秒级超短脉宽，而以往主要用于治疗色素性皮肤病的调Q激光的脉宽是纳秒级，皮秒激光的脉宽比其缩短了1000倍，超短脉宽产生强大的光机械效应，使光热作

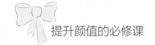

用的不良反应降至最低，高能量密度的输出，对色素颗粒的瞬间破坏力更强，而对周围皮肤损伤更小。皮秒激光较调Q激光在色素性皮肤病及皮肤老化方面的应用更有优势。

激光祛斑治疗后要注意什么？有什么副作用？

防晒是激光治疗疗后最重要的注意事项。激光祛斑治疗后3天内尽量避免局部沾水，一般7～10天可以脱痂；痂皮脱落前不宜化妆，勿强行撕掉痂皮。部分患者痂皮脱落后可出现色素沉着，大多在2～6个月自行消退。而对于黄褐斑的激光治疗，一般疗后不结痂，只需注意防晒及保湿，及时修复皮肤屏障功能。

此外，选择正规的医疗机构与专业医生才能保证激光治疗的安全性和有效性。

治疗红胎记（鲜红斑痣）的技术

红胎记（鲜红斑痣）可以激光治疗吗？

"天使之吻"是对孩子出生时红色胎记的最美称呼，但是被"天使"吻过的孩子却会因此受到大家异样的"关注"。俗称的红胎记或红痣，即为医学上的鲜红斑痣，是先天性毛细血管畸形，95%发生于面部和颈部，严重影响美观。可以通过激光治疗。

最常用的是脉冲染料激光，1064nm长脉宽Nd-YAG激光可以到达皮肤更深层，可以单独或与脉冲染料激光一起治疗红胎记，如果没有此类激光，强脉冲光（IPL）或窄谱强脉冲光（DPL）对红胎记亦有效。但激光治疗的方法对红胎记很难达到"完美治疗"。

发现宝宝有红胎记应尽早治疗

目前治疗红胎记最常用最有效的激光为"脉冲染料激光"，约80%患者治疗后有效，其中的20%可以达到痊愈，但一般需要6～8次甚至更多次治疗。即使是很多次的治疗仍有大约20%人可能完全无效。一般患者年龄越小，红胎记越薄，效果越好，所以如果出生后有红胎记，宜尽早治疗。

脉冲染料激光治疗红胎记有副作用吗？

脉冲染料激光治疗后，红胎记即刻就变成了紫色或紫黑色，并且可能有红斑、水疱、色素加深或色素脱失、浅表性瘢痕等不良反应。

红胎记激光治疗效果不好，又该怎么办？

对于"天使之吻"的 完美治疗，医学专家们一直在努力。近年来，出现了另一种红胎记的治疗方法——光动力治疗。如果红胎记经过激光治疗效果不好，尤其是年龄比较大，或者红胎记面积比较大，光动力治疗是一种不错的选择。

光动力治疗红胎记的原理：静脉注射光敏剂后，给予患部特定波长的光照射，使血管内的光敏剂与光发生反应，产生光毒物质，从而选择性破坏患部扩张畸形的血管网，而其上的正常皮肤因不含光敏剂不受损伤，达到治疗红胎记的目的。

光动力治疗红胎记的效果怎么样？会有副作用吗？

光动力治疗红胎记疗效确切，比脉冲染料激光的有效率和痊愈率均高，治疗次数也少，但也仍达不到"完全的完美

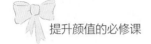

治疗"。

光动力治疗最大的副作用就是治疗时的疼痛，治疗结束后局部可能会出现红斑、渗液、结痂、色素改变等。

二氧化碳激光治疗痘坑

青春痘走了，留下的痘坑怎么办？

对爱美的年轻人来说，长痘痘后留下的"痘坑"问题无疑是令人头痛的事。尤其在用过各种祛痘和祛疤产品无效后，您又该怎么办呢？

痘坑就是一种凹陷性瘢痕，治疗痘坑最有效的方法是二氧化碳点阵激光。目前二氧化碳激光是激光皮肤修复重建的金标准，为各种瘢痕患者带来了福音，可以改善痘痘瘢痕、外伤瘢痕、手术瘢痕的质地，平整性。二氧化碳点阵激光是二氧化碳激光的一种输出方式，即二氧化碳激光按照点阵模式（排列类似纱网）发射出来打到皮肤上，这样点与点之间的皮肤是正常的，可以在保证治疗深度的同时，保留一些具有生长能力的基底细胞和色素细胞等（种子细胞），使皮肤快速修复进而快速覆盖创面，不容易产生瘢痕等副作用。

二氧化碳激光治疗痘坑的效果怎么样？

二氧化碳激光治疗痘坑及瘢痕一般需要通过多次治疗（3～5次），间隔3个月左右一次，改善度一般可以到40%～80%不等，在改善瘢痕的同时还可以紧致和年轻化皮肤。改善毛孔粗大、细小的皱纹纹理、皮肤松弛，疗效确切。

二氧化碳激光治疗有什么风险？

✿ 二氧化碳点阵激光治疗后皮肤有点状渗血及渗出淡黄色液体（为组织液），护理不当可能出现皮肤感染等；

✿ 个别人在治疗后治疗区域会有色素沉着，多数在 3 ～ 6 个月可以消退；

✿ 也有些人会出现痤疮样皮疹，甚至诱发痤疮再发。

所以请您一定要在专业皮肤科医生的指导下治疗才最安全！

痘坑激光治疗后，需要注意什么？

二氧化碳剥脱性点阵激光治疗时会有轻度到中度的疼痛感，可以通过治疗前外涂麻药减轻疼痛，一般都可以忍受。治疗结束时也仍然会有跳痛感，一般 1 ～ 2 小时后会缓解。

激光治疗后皮肤有点状渗血及渗出淡黄色液体（为组织液），应使用无菌棉签蘸干净后涂上抗生素乳膏保护创面预防感染，每天早晚一次，3 天内不能洗脸，避免患部湿水，使治疗部位保持干燥。之后会有薄薄一层类似网格状的褐色或黑色结痂，其实很多人意识不到结痂，就感觉 5 ～ 7 天后洗脸时可以搓下一层皮屑一样的物质。到了这个时候防晒就成了首要任务，严格防晒可以减少色素沉着的发生！

点阵激光

什么是点阵激光？

点阵激光是一种激光发射模式，即在皮肤上形成规则排列

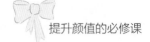

的列阵式的治疗点，再通俗一点即在皮肤上规则打孔，而治疗孔与孔之间的皮肤是正常的，可以帮助皮肤修复。另外，在具体操作中孔点的大小和深度要根据患者的病情进行调节，这样缩短了恢复期，减少副作用。

为什么做完点阵激光后的反应完全不同？

经常会有人问"我们都做了点阵激光，怎么他做完结痂了，我做完没结痂"，其实是对点阵激光的理解有些偏差。既然点阵激光是一种发生模式，那根据发射的是哪种激光，又分为剥脱性点阵激光（二氧化碳激光和铒激光）、非剥脱点阵激光（有不同波长激光1565nm，1440nm）等。因此，只说点阵激光，治疗后的反应当然会不同了。

毛孔粗大、妊娠纹可以用激光改善吗？

毛孔粗大、妊娠纹等皮肤问题影响美观，以往常被人们所忽视。而随着大家越来越重视对美的追求，近年来如何改善毛孔粗大、妊娠纹越来越受到关注。治疗这些问题的技术方法其实比较多，如从最简单的微针，到非剥脱点阵激光，剥脱性二氧化碳点阵激光等均有效。

治疗毛孔粗大、妊娠纹最常用什么技术？

但从风险收益上讲，治疗毛孔粗大、妊娠纹最常用的技术是非剥脱点阵激光（1565mn，1440nm等），尤其是妊娠纹的治疗。但这种治疗常需要比较多的治疗次数才会得到比较满意的治疗效果，3次甚至5次以上，两次治疗之间隔一个月到一个半月。

非剥脱点阵激光治疗疗后的红肿、色素沉着多久能消退？

非剥脱点阵激光治疗疗后皮肤即刻会出现红肿反应，肿消退较快，一般1～3小时可消肿，但是皮肤发红多数需经3～5天消退，治疗腹部妊娠纹时可能红斑持续时间更长，且妊娠纹治疗后可能留有短时的色素沉着。出现妊娠纹后越早治疗效果越好。

治疗皮肤松弛的技术

除了手术，皮肤松弛下垂还有其他治疗方法吗？

面部皮肤松弛下垂是老化最重要的表现，手术仍是目前最能有效改善松弛下垂的方法，包括常规的"拉皮"手术，"线雕"等。但更多的人可能更关注手术外的治疗技术，其中射频和超声是目前抗皮肤松弛下垂的首选方法。

不论是超声还是射频，都经历了很多技术的更新，但最主要的原理即为深层加热，表面的皮肤通过各种冷却方法保持比较低的温度，保证不被烫伤，而深层胶原已经被加热到55～65℃，刺激胶原再生重塑，达到紧致提升的目的。目前市场上比较流行的这类技术主要包括"热拉提""超声刀"和"热玛吉"。

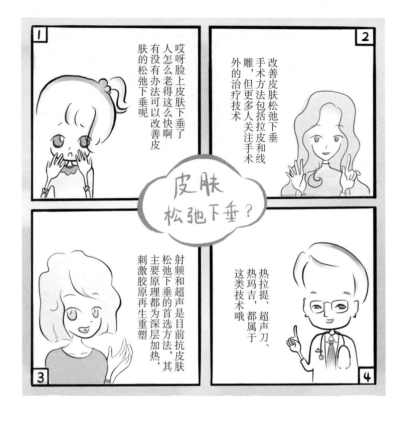

热玛吉改善皮肤松弛效果怎么样？

热玛吉是最早出现的非手术式的拉皮治疗，热玛吉从诞生到目前一共经历了4代。第四代热玛吉已经通过了我国国家食品药品监督管理总局的批准正式上市。其原理是带回路的单极射频设备，结合了舒适脉冲技术，使治疗舒适、无强烈痛感，治疗深度可达皮下4.3mm，治疗温度高，升温速度快，可以治疗的受热面积大。

因此，热玛吉不仅可以治疗面颈部，还可以治疗身体的其他部位，多为单次治疗，皮肤就会有紧实、被提升的效果。而且在接下来的几个月内，胶原蛋白仍会不断增生，可得到持续改善的效果，其效果可维持 1～2 年。

热拉提用于抗衰老需多次治疗吗？

热拉提为聚焦射频，也是国家食品药品监督管理总局批准认证的无创拉皮设备。可以精细分层加热，通过高频变化的电磁波使真皮胶原纤维受热变性，继而再生、重塑，从而紧致皮肤。射频对组织的加热是立体、均匀而持续的，治疗过程完全无痛，可以用于全脸抗衰，包括眉下垂、鼻唇沟、泪沟、嘴角纹、轮廓松弛、颈部松弛等。但常需要多次治疗，每年需要治疗 3～4 次，是一种"高端保养"方式。

超声刀改善皮肤松弛效果如何？治疗会痛吗？

超声刀是目前为求美者最熟知的改善皮肤松弛的治疗技术，即为聚焦超声能量在真皮深层及 SMAS 层形成上万个热点，达到提升紧致的目的。治疗效果肯定，但治疗疼痛明显。治疗的部位多为眉毛、提升下颌和颈部以及面部下半部的提升，多数人一次治疗效果就肯定。

超声刀虽然通过了美国食品药品管理局（FDA）的认证，但是尚未获得中国国家食品药品监督管理局的注册审批。FDA 曾发出安全警示，进行超声刀治疗，需有必要的医学指征；必须在医院、诊所由受训的专业人士操作。

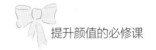
无创溶脂

除了手术抽脂，有无创溶脂减肥的办法吗？

在目前国人的眼里"瘦才是美，"所以"减肥成了女人一辈子的事业"，当然有些人为了美可以接受"抽脂"手术，但是毕竟是手术就有风险。无创溶脂成了大家追捧的治疗方式，目前市面上常用的无创溶脂技术主要有冷冻溶脂、超声溶脂、射频溶脂、激光溶脂。主要原理均为通过"冷"或"热"让体

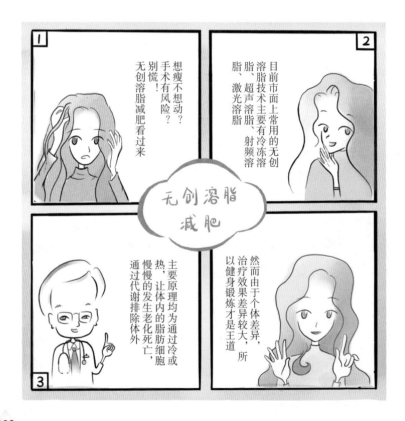

内的脂肪细胞慢慢地发生老化死亡，通过代谢排出体外，但是治疗的效果与脂肪厚度，耐受性等有很大关系，并且多数治疗在 3 ～ 4 个月才能看到效果，且治疗费用均较高，所以健康饮食加健身锻炼才是最好的无创溶脂减肥方法。

无创溶脂技术如何达到减脂目的？

☆ **冷冻溶脂**：主要是低温让脂肪细胞老化死亡，通过代谢排出体外。

☆ **射频溶脂**：使皮肤中的水分子产生强烈的运动，摩擦产生热，从而高温使脂肪细胞破坏达到溶脂目的，同时还可以给胶原组织加热，到达紧肤塑形效果。

☆ **激光溶脂**：是利用热激光减脂，也可以是利用冷激光减脂。

☆ **超声溶脂**：是利用聚焦超声空化效应机械性破坏脂肪细胞。

目前流行的冷冻溶脂和射频溶脂有什么区别？

冷冻溶脂及射频溶脂在市场上非常的"火爆"，其实两者的治疗原理完全不同，甚至恰恰相反，一冷一热。

冷冻溶脂是利用脂肪对低温的敏感性远远超过皮肤、纤维、神经、肌肉的原理，将冷冻治疗仪贴于人体皮肤表面，使皮下脂肪冷却到精准温度范围内（5℃），从而使脂肪细胞慢慢破坏死亡，代谢排出，但皮肤、神经等不受影响。

射频溶脂是将射频聚焦于脂肪层，使水分子剧烈运动产热，脂肪细胞在热作用下被破坏，而皮肤表面可以通过冷却保护不受损伤。

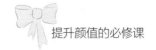

哪些人适合冷冻溶脂？

因为冷冻溶脂需要真空吸附治疗部位，所以不能吸附的部位不适合治疗，如面部、颈部等不适合进行冷冻溶脂。冷冻溶脂理想人群是局部肥胖者，例如粗腰、鲔鱼肚、上腹部等最为合适，重点是脂肪层够厚，皮肤弹性好。

做冷冻溶脂会痛吗？

冷冻溶脂治疗过程无任何疼痛，在治疗的开始阶段，由于真空吸引作用会在治疗部位感觉到轻微的拉力和局部强烈的寒冷感。一个部位约需要治疗60分钟。治疗结束之后患者可以立即正常活动，恢复正常生活。少数皮肤敏感者治疗区域可能出现暂时性发红、麻刺感，甚至轻度瘀青，均为短暂反应，在数小时至数天内消失。

射频溶脂治疗是否影响正常生活？

常听到的"隔空溶脂"即为射频溶脂，即在腹部形成一个大的射频场，其治疗时不接触皮肤，可以一次性治疗腹部和侧腰部赘肉。射频溶脂治疗时感觉温热，无疼痛感，治疗时间约30分钟，治疗后也可以即刻恢复正常生活。治疗局部可有轻度红斑、略肿胀感，可自行消退。

无创溶脂有风险吗？

任何对人体进行的干预性操作都有一定的风险。当然不同的无创溶脂治疗的原理不同，其可能存在的风险也不同。就常用的无创溶脂技术来说，冷冻溶脂主要是利用真空吸引后低温溶脂，其治疗后可能会出现吸力导致暂时性瘀青、红斑、刺麻木感等，操作不当也可能有寒冷相关风险，如冻伤，脂膜炎等。射频溶脂是利用聚焦热能进而溶脂，其治疗后可出现短暂的皮肤红斑、甚至肿胀，操作不当还可导致烫伤。因此，想要进行无创溶脂的朋友必须到正规医疗机构进行治疗。

瘦脸针

瘦脸针可以让脸变小吗？

无创溶脂可以瘦身，那怎么才能瘦脸呢？当然是最被大众宠爱的"瘦脸针"。瘦脸针实际上是在咬肌内注射 A 型肉毒毒素，使咬肌逐渐麻痹、萎缩，慢慢变薄，达到瘦脸的效果。因此，瘦脸效果多在注射后 2 周到 1 个月出现。

哪些人适合注射瘦脸针？

对于咬肌肥大的人注射瘦脸针后会有脸变小的效果；而对于咬肌本来就不大的求美者，注射瘦脸针的效果并不明显。需要提醒的是，有过敏体质、免疫性疾病等的求美者不能注射瘦脸。

注射瘦脸针后，瘦脸效果能维持多久？

注射瘦脸针的效果并不持久，通常情况下瘦脸效果可以维持 4 ～ 6 个月，之后需要再次注射瘦脸针。而通常所说的注射瘦脸针 2 ～ 3 次后，就能永久保持并不正确。

打了瘦脸针后，你还要注意些什么？

❀ **短暂留院观察**：打瘦脸针即为在脸上打针，注射后不要即刻离开，需要在医院留观 20 分钟，无不适反应再离开。

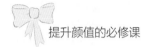

✿ **注射部位的护理**：注射瘦脸针后注射部位6小时内禁止沾水，另外要尽量避免高温环境，也不能挤压注射部位。

✿ **药物**：避免应用氨基苷类抗生素（如庆大霉素、链霉素）。

✿ **食物**：注射瘦脸针后还要避免进食过硬的食物，否则容易导致瘦脸针维持时间缩短等。

✿ **不良反应**：如果注射量过大个别人可能出现中毒，出现轻微恶心、头痛等。

提示：因此，想要注射瘦脸针的朋友，需在正规医院使用合格的A型肉毒毒素注射瘦脸和除皱。

除皱针

那些号称"减龄针""返老还童针"到底是什么？

除皱针，在很多非正式的美容机构内又被称作"减龄针""返老还童针"，给人以无限遐想的空间。除皱针实际上就是注射A型肉毒毒素后产生改善皱纹效果的治疗方法。

除皱针主要针对哪些皱纹？

除皱针可以改善的面部问题主要有鱼尾纹、额纹、眉间纹、鼻纹、颏纹等动态皱纹。所谓动态皱纹，是指做动作时才会出现的皱纹，比如笑时的鱼尾纹，皱眉头时的眉间纹等。

注射除皱针的效果能维持多久？

除皱针注射后的效果并不是永久的，维持时间一般在6～8个月。

打除皱针应该注意什么？有哪些风险？

除皱针既然和瘦脸针一样都是注射 A 型肉毒毒素，注意事项和风险都类似。注射后要留观 20 分钟再离开，注射后 6 小时内注射部位不接触水，避免挤压按压，避免应用氨基苷类抗生素，半年内禁止怀孕等。

不同部位注射除皱针也会出现不同的风险。

✿ 注射除皱针改善额纹和眉间纹：可能因剂量过大或位置过低会有上睑下垂的风险。

✿ 注射除皱针改善鱼尾纹、鱼嘴纹等：可能有出现复视、斜视等风险。

✿ 注射除皱针剂量过大：可能出现表情呆板，肌肉活动不对称，鼻唇沟不对称等多种问题。

填充技术治疗面部老化凹陷

面部老化凹陷可采用什么技术改善？

面部老化除了下垂之外，还表现为各种凹陷的出现或加深，比如太阳穴凹陷，颞部凹陷等。如果通过填充可以减轻凹陷，即可让人看上去"年轻"很多。常用的填充技术包括玻尿酸填充和脂肪填充两种。

"打玻尿酸"做什么？

通常人们提到的"打玻尿酸"是指玻尿酸填充技术。玻尿酸填充技术主要的优势是手术操作简单方便，塑形效果比脂肪填充好。因此，多用于隆鼻、隆下巴、除法令纹等，很多人容

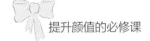

易接受。

但玻尿酸填充技术的缺点：玻尿酸会被自然吸收，需要反复注射，长期成本较高。不同产品玻尿酸维持时间也不相同，一般在6～12个月。当然如果注射层次不准，容易出现移位或者变形，极少数患者可出现过敏、肉芽肿。

脂肪填充适合谁?

脂肪填充技术填的是我们自体的脂肪，安全、取材容易、外形较真实、手感更柔软，所有填充部位的选择很重要，比如太阳穴就很适合，或者额部。

脂肪填充技术的缺点：脂肪有存活率问题，成活率不稳定，因此可能有或多或少效果不好的问题。当然脂肪处理过程中还可能有感染、硬结等并发症的风险。

玻尿酸填充和脂肪填充哪个好? 有风险吗?

到底是填玻尿酸还是填脂肪？是不少人的疑惑。其实，玻尿酸和脂肪都是一种填充材料，其适合的范围并不一样，优缺点也不同。

两种填充存在的最大风险都为血管栓塞，填充不同部位可能栓塞的血管不同，出现的后果也不同，轻的可导致皮肤坏死，留下瘢痕，后果多数都比较严重。如隆鼻操作不当可以使眼部血管栓塞，导致失明等，一些重要的颅内血管栓塞会导致偏瘫等。

（赵惠娟　闫　言　李　莉）